神经外科临床护理手册

SHENJING WAIKE
LINCHUANG HULI SHOUCE

主编 李冬梅

U0339249

天津出版传媒集团

天津科技翻译出版有限公司

图书在版编目(CIP)数据

神经外科临床护理手册 / 李冬梅主编. —天津：
天津科技翻译出版有限公司, 2017.12
ISBN 978-7-5433-3743-5

Ⅰ.①神… Ⅱ.①李… Ⅲ.①神经外科学–护理–手
册 Ⅳ.①R473.6–62

中国版本图书馆 CIP 数据核字(2017)第 259750 号

出　　版：天津科技翻译出版有限公司
出 版 人：刘 庆
地　　址：天津市南开区白堤路 244 号
邮政编码：300192
电　　话：(022)87894896
传　　真：(022)87895650
网　　址：www.tsttpc.com
印　　刷：唐山鼎瑞印刷有限公司
发　　行：全国新华书店
版本记录：880×1230　32 开本　4.75 印张　100 千字
　　　　　2017 年 12 月第 1 版　2017 年 12 月第 1 次印刷
　　　　　定价：25.00 元

(如发现印装问题,可与出版社调换)

编者名单

主编:李冬梅

主审:高艳红

编委:韩玉婷　陈兰兰　胡　静　贾培林　高　薇
　　　芦　雪　夏　佳　吴婷婷　刘　兵　韩婷婷
　　　张惠子　王　颖　景玉双　冯春浩　腾　飞
　　　许亚娟　付丹丽　李　娜　闫金慧　冯艳梅
　　　孟　晗　宋月娇　杨玉凤　罗　敏　管晓萍
　　　宫静萍　王　英　任艳军　林牡丹　高　歌
　　　李　蓉　梁雪飞　赵晓辉　刘丽君　党惠子
　　　王　军

目 录

第一章 分层次培训计划

　　为落实医院建设要求,不断提高护理人员综合素质,以提高护理服务水平、科学管理力度、护理质量、技术水平、科研管理及人才建设为重点,全面推行护理工作持续改进,以护理部教学计划为标准,规范各项护理技能培训。目前科室处于初期发展阶段,人员结构年轻,梯队建设框架初具规模。针对科室现状及配合医院的发展要求,科室加大培训力度,分成小组团队,以传、帮、带形式,按工作年限和工作能力分层培养,以打造优质脑卒中护理团队为目标;加强质量管理,突出神经外科专科疾病的特点;加强专业技能培养,以增强护理能力为突破点。具体内容如下:

　　一、人员层次

　　定科人员、新护士、护士、护师、主管护师五个层次。

　　二、培训项目

　　1.定科人员

　　肌内注射、皮内注射、皮下注射、药液抽吸、吸氧疗法、静脉采血、静脉输液、灌肠、翻身叩背、生命体征监测、膀胱冲洗、口腔护理、卧床患者床单位更换、心肺复苏、尸体料理十五项操作。

　　2.新护士

　　药液抽吸法、健康教育输液法、膀胱冲洗、瞳孔的观察、吸氧疗法、静脉采血、导尿术、鼻饲法、灌肠、口腔护理、吸痰法、心肺复苏、吸氧、尸体料理和介入术后转运患者及交接等十五项操作。

3.护士

静脉输液、静脉留置针维护、心肺复苏、药液抽吸、静脉采血、翻身叩背、瞳孔的观察、吸氧疗法、肌内注射和介入术后转运患者及交接十项操作。

4.护师

静脉输液、静脉留置针置管、静脉留置针维护、心肺复苏、灌肠、吸痰、翻身叩背、脑室引流管(袋)的维护、导尿术和鼻饲法十项操作。

5.主管护师

护理查体、心肺复苏、床旁监护仪使用、脑室引流管(袋)的维护、吸痰、静脉留置针置管六项操作。

三、总体要求

(1)定科人员和新护士统一接受院内法律法规、规章制度及礼仪培训。

(2)护士长担任教学组长,设1名教学秘书,负责具体组织实施并参加监考。

(3)带教老师须通过临床护理教师资质准入。

(4)培训方法为科室培训、科室考核、护士长抽考。

(5)按照护理部现行考核流程训练考核。

(6)每月至少安排一次教学查房,一次教学讲课。

(7)每月上报培训考核成绩,每季度进行教学质量考评,每年11月1日前须完成所有培训任务。

第一节　新护士岗前培训

一、定科护士培训（基本护理能力培养）

1.岗前培训

规章制度、岗位职责、各项标准和护士礼仪。

2.基础技术培训

培训项目：十五项基础护理技术操作和礼仪培训。

十五项操作项目：肌内注射、皮内注射、皮下注射、药液抽吸、吸氧疗法、静脉采血、静脉输液、灌肠、翻身叩背、生命体征监测、膀胱冲洗、口腔护理、卧床患者床单位更换、心肺复苏、尸体料理十五项操作。

礼仪培训内容：护士形象、着装仪表、行为举止、服务用语、沟通交流等。

二、定科护士培训要求

（1）护士6个月内完成科内十五项基本护理技能操作培训与考核，取得合格成绩报护理部，将视为护士岗位资质认证考核的部分成绩。

（2）按要求进行抽考。

（3）6个月内未通过十五项护理操作考试者，不得申请护士岗位资质认证。

三、基础理论考核

基础护理学、科室理论知识、专业委员会题目和继续教育讲课内容。

第二节 新护士培训

一、基本护理能力培养

1.岗前培训

规章制度、岗位职责、各项标准和护士礼仪。

2.基础技术培训

培训项目:十五项护理技术操作和礼仪培训。

十五项操作项目:药液抽吸法、健康教育输液法、膀胱冲洗、肌内注射、皮内注射、吸氧疗法、静脉采血、导尿术、鼻饲法、灌肠、口腔护理、吸痰法、心肺复苏、卧床患者床单位更换、尸体料理。

礼仪培训内容:护士形象、着装仪表、行为举止、服务用语、沟通交流等。

二、新护士培训要求

（1）新护士3个月内完成科内十五项基本护理技能操作培训与考核,取得合格成绩报护理部,将视为护士岗位资质认证考核的部分成绩。

（2）科室按时进行抽考。

（3）3个月内未通过十五项护理操作考试者，不得申请护士岗位资质认证。

三、专科培训

专科护理、操作考核(护理单元按照护士岗位资质准入管理制度要求制订培训计划并组织实施)

四、基础理论考核

基础护理学、科室理论知识、专业委员会题目和继续教育讲课内容。

第三节 护士培训

一、临床工作能力培养

1.基地培训

护理礼仪基地(干二科和南三科)培训、静脉抽血基地(门诊和体检中心)、静脉输液基地(门诊手术输液中心)。新护士第二年完成三个基地的轮转,护理部统一制订轮转计划,科室按照计划安排护理人员按时到基地科室轮转。

2.基础及专科护理技术培训

培训项目:静脉输液、静脉留置针维护、心肺复苏、药液抽吸、静脉采血、翻身叩背、瞳孔的观察、吸氧疗法、肌内注射和介入术后转运患者及交接十项操作。

3.基础理论考核

基础护理学、科室理论知识、专业委员会题目和继续教育讲课内容。

4.专科培训

专科疾病的护理常规及健康教育知识,专科疾病的理论知识、护理要点,专科操作培训。

二、专科护理能力及教学

1.基础及专科技术培训

护师:静脉输液、静脉留置针置管、静脉留置针维护、心肺复苏、灌肠、吸痰、翻身叩背、脑室引流管(袋)的维护、导尿术和鼻饲法十项操作。

2.基础理论考核

基础护理学、科室理论知识、专业委员会题目和继续教育讲课内容。

3.专科培训

专科危重患者的护理管理,熟悉专科新业务,完成专科教学课件 1~2 项 / 年,主持护理查房 1 次 / 年,业务学习 1~2 次 / 年。

第四节　护师培训

一、主管护师(专科护理能力及教学、管理能力培养)

1.基础及专科技术培训

(1)培训项目:护理查体、心肺复苏、床旁监护仪使用、脑室引流管(袋)的维护、吸痰、静脉留置针置管六项操作。

(2)培训要求:定期抽考。

2.基础理论考核

基础护理学、专业委员会题目、继续教育讲课内容。

3.专科培训

专科危重患者的护理管理(病情观察、急救技术),熟悉专科新业务、完成专科教学课件 2 项 / 年,主持护理查房 1 次 / 年。

二、继续教育

1.考核目标

以科学发展观为指导快速提升专业技能和职能使命能力为目标。

2.培训内容

按照学分要求参加护理部组织的继续教育授课学习,不断学习新知识、新理论、新技术、新方法,拓展护理人员知识层面。包括院内组织的各种学术活动、学习班、培训班、科内学术讲座、教学查房等。

3.培训方法

以讲授为主,网上学习为辅;实行分层次、有重点选择培训内容。每次课后进行教学评价。

4.培训要求

护理单元每周组织一次业务学习,并确保各级护理人员的参训率,按要求完成相应的继续教育学分。

三、专项护理培训

1.专科技能培训

坚持专业委员会培训制度,分别是静疗、危重病护理、院感、护理信息化、健康教育五个专项内容,制订相应护理规范,组织全院培训及应用指导。选派科室骨干护士以学习脑卒中重症护理为目的在外院神经外科监护室进修培训。

2.专科护士培训

选派 1~2 名护理骨干参加 ICU 专科护士培训,并进行准入证书考核。取得证书后,培训全科护士,以提高科室整体重症护理能力,提高专科护理建设。

第二章 护士条例及核心制度应知应会

第一节 护士条例

一、总则

第一条 为了维护护士的合法权益,规范护理行为,促进护理事业发展,保障医疗安全和人体健康,制订本条例。

第二条 本条例所称护士,是指经执业注册取得护士执业证书,依照本条例规定从事护理活动,履行保护生命、减轻痛苦、增进健康职责的卫生技术人员。

第三条 护士人格尊严、人身安全不受侵犯。护士依法履行职责,受法律保护,全社会应当尊重护士。

第四条 国务院有关部门、县级以上地方人民政府及其有关部门以及乡(镇)人民政府应当采取措施,改善护士的工作条件,保障护士待遇,加强护士队伍建设,促进护理事业健康发展。国务院有关部门和县级以上地方人民政府应当采取措施,鼓励护士到农村、基层医疗卫生机构工作。

第五条 国务院卫生主管部门负责全国的护士监督管理工作。县级以上地方人民政府卫生主管部门负责本行政区域的护士监督管理工作。

第六条 国务院有关部门对在护理工作中做出杰出贡献的护士,应当授予全国卫生系统先进工作者荣誉称号或者颁发白求恩奖章,受到表彰、奖励的护士享受省部级劳动模范、先进工作者待遇;对长期从事护理工作的护士应当颁发荣誉证书。具体办法由国务院有关部门制订。县级以上地方人民政府及其有关部门对本行政区域内做出突出贡献的护士,按照省、自治区、直辖市人民政府的有关规定给予表彰、奖励。

二、执业注册

第七条 护士执业,应当经执业注册取得护士执业证书。申请护士执业注册,应当具备下列条件:

(一)具有完全民事行为能力。

(二)在中等职业学校、高等学校完成国务院教育主管部门和国务院卫生主管部门规定的普通全日制三年以上的护理、助产专业课程学习,包括在教学、综合医院完成8个月以上护理临床实习,并取得相应学历证书。

(三)通过国务院卫生主管部门组织的护士执业资格考试。

(四)符合国务院卫生主管部门规定的健康标准。

护士执业注册申请,应当自通过护士执业资格考试之日起三年内提出;逾期提出申请的,除应当具备前款第(一)项、第(二)项和第(四)项规定条件外,还应当在符合国务院卫生主管部门规定条件的医疗卫生机构接受3个月临床护理培训并考核合格。护士执业资格考试办法由国务院卫生主管部门会同国务院人事部门制订。

第八条 申请护士执业注册的,应当向拟执业地省、自治区、直辖市人民政府卫生主管部门提出申请。收到申请的卫生主管部门应当自收到申请之日起20个工作日内做出决定,对具备本条例规定条件的,准予注册,并发给护士执业证书;对不具备本条例规定条件的,不予注册,并书面说明理由,护士执业注册有效期为五年。

第九条　护士在其执业注册有效期内变更执业地点的,应当向拟执业地省、自治区、直辖市人民政府卫生主管部门报告。收到报告的卫生主管部门应当自收到报告之日起7个工作日内为其办理变更手续。护士跨省、自治区、直辖市变更执业地点的,收到报告的卫生主管部门还应当向其原执业地省、自治区、直辖市人民政府卫生主管部门通报。

第十条　护士执业注册有效期届满需要继续执业的,应当在护士执业注册有效期届满前30日向执业地省、自治区、直辖市人民政府卫生主管部门申请延续注册。收到申请的卫生主管部门对具备本条例规定条件的,准予延续,延续执业注册有效期为五年;对不具备本条例规定条件的,不予延续,并书面说明理由。

护士有行政许可法规定的应当予以注销执业注册情形的,原注册部门应当依照行政许可法的规定注销其执业注册。

第十一条　县级以上地方人民政府卫生主管部门应当建立本行政区域的护士执业良好记录和不良记录,并将该记录记入护士执业信息系统。

护士执业良好记录包括护士受到的表彰、奖励以及完成政府指令性任务的情况等内容。护士执业不良记录包括护士因违反本条例以及其他卫生管理法律、法规、规章或者诊疗技术规范的规定受到行政处罚、处分的情况等内容。

三、权利和义务

第十二条　护士执业,有按照国家有关规定获取工资报酬、享受福利待遇、参加社会保险的权利。任何单位或者个人不得克扣护士工资,降低或者取消护士福利等待遇。

第十三条 护士执业,有获得与其所从事的护理工作相适应的卫生防护、医疗保健服务的权利。从事直接接触有毒有害物质、有感染传染病危险工作的护士,有依照有关法律、行政法规的规定接受职业健康监护的权利;患职业病的,有依照有关法律、行政法规的规定获得赔偿的权利。

第十四条 护士有按照国家有关规定获得与本人业务能力和学术水平相应的专业技术职务、职称的权利;有参加专业培训、从事学术研究和交流、参加行业协会和专业学术团体的权利。

第十五条 护士有获得疾病诊疗、护理相关信息的权利和其他与履行护理职责相关的权利,可以对医疗卫生机构和卫生主管部门的工作提出意见和建议。

第十六条 护士执业,应当遵守法律、法规、规章和诊疗技术规范的规定。

第十七条 护士在执业活动中,发现患者病情危急,应当立即通知医师;在紧急情况下为抢救垂危患者生命,应当先行实施必要的紧急救护。

护士发现医嘱违反法律、法规、规章或者诊疗技术规范规定的,应当及时向开具医嘱的医师提出;必要时,应当向该医师所在科室的负责人或者医疗卫生机构负责医疗服务管理的人员报告。

第十八条 护士应当尊重、关心、爱护患者,保护患者的隐私。

第十九条 护士有义务参与公共卫生和疾病预防控制工作。发生自然灾害、公共卫生事件等严重威胁公众生命健康的突发事件,护士应当服从县级以上人民政府卫生主管部门或者所在医疗卫生机构的安排,参加医疗救护。

四、医疗卫生机构的职责

第二十条　医疗卫生机构配备护士的数量不得低于国务院卫生主管部门规定的护士配备标准。

第二十一条　医疗卫生机构不得允许下列人员在本机构从事诊疗技术规范规定的护理活动：

（一）未取得护士执业证书的人员。

（二）未依照本条例第九条的规定办理执业地点变更手续的护士。

（三）护士执业注册有效期届满未延续执业注册的护士。

在教学、综合医院进行护理临床实习的人员应当在护士指导下开展有关工作。

第二十二条　医疗卫生机构应当为护士提供卫生防护用品，并采取有效的卫生防护措施和医疗保健措施。

第二十三条　医疗卫生机构应当执行国家有关工资、福利待遇等规定，按照国家有关规定为在本机构从事护理工作的护士足额缴纳社会保险费用，保障护士的合法权益。

对在艰苦边远地区工作，或者从事直接接触有毒有害物质、有感染传染病危险工作的护士，所在医疗卫生机构应当按照国家有关规定给予津贴。

第二十四条　医疗卫生机构应当制订、实施本机构护士在职培训计划，并保证护士接受培训。

护士培训应当注重新知识、新技术的应用；根据临床专科护理发展和专科护理岗位的需要，开展对护士的专科护理培训。

第二十五条　医疗卫生机构应当按照国务院卫生主管部门的规定，设置专门机构或者配备专（兼）职人员负责护理管理工作。

第二十六条 医疗卫生机构应当建立护士岗位责任制并进行监督检查。

护士因不履行职责或者违反职业道德受到投诉的,其所在医疗卫生机构应当进行调查。经查证属实的,医疗卫生机构应当对护士做出处理,并将调查处理情况告知投诉人。

五、法律责任

第二十七条 卫生主管部门的工作人员未依照本条例规定履行职责,在护士监督管理工作中滥用职权、徇私舞弊,或者有其他失职、渎职行为的,依法给予处分;构成犯罪的,依法追究刑事责任。

第二十八条 医疗卫生机构有下列情形之一的,由县级以上地方人民政府卫生主管部门依据职责分工责令限期改正,给予警告;逾期不改正的,根据国务院卫生主管部门规定的护士配备标准和在医疗卫生机构合法执业的护士数量核减其诊疗科目,或者暂停其6个月以上一年以下执业活动;国家举办的医疗卫生机构有下列情形之一、情节严重的,还应当对负有责任的主管人员和其他直接责任人员依法给予处分:

(一)违反本条例规定,护士的配备数量低于国务院卫生主管部门规定的护士配备标准的。

(二)允许未取得护士执业证书的人员或者允许未依照本条例规定办理执业地点变更手续、延续执业注册有效期的护士在本机构从事诊疗技术规范规定的护理活动的。

第二十九条 医疗卫生机构有下列情形之一的,依照有关法律、行政法规的规定给予处罚;国家举办的医疗卫生机构有下列情形之一、情节严重的,还应当对负有责任的主管人员和其他直接责任人员依法给予处分：

（一）未执行国家有关工资、福利待遇等规定的。

（二）对在本机构从事护理工作的护士，未按照国家有关规定足额缴纳社会保险费用的。

（三）未为护士提供卫生防护用品，或者未采取有效的卫生防护措施、医疗保健措施的。

（四）对在艰苦边远地区工作，或者从事直接接触有毒有害物质、有感染传染病危险工作的护士，未按照国家有关规定给予津贴的。

第三十条 医疗卫生机构有下列情形之一的，由县级以上地方人民政府卫生主管部门依据职责分工责令限期改正，给予警告：

（一）未制订、实施本机构护士在职培训计划或者未保证护士接受培训的。

（二）未依照本条例规定履行护士管理职责的。

第三十一条 护士在执业活动中有下列情形之一的，由县级以上地方人民政府卫生主管部门依据职责分工责令改正，给予警告，情节严重的，暂停其6个月以上一年以下执业活动，直至由原发证部门吊销其护士执业证书：

（一）发现患者病情危急未立即通知医师的。

（二）发现医嘱违反法律、法规、规章或者诊疗技术规范的规定，未依照本条例第十七条的规定提出或者报告的。

（三）泄露患者隐私的。

（四）发生自然灾害、公共卫生事件等严重威胁公众生命健康的突发事件，不服从安排参加医疗救护的。

护士在执业活动中造成医疗事故的，依照医疗事故处理的有关规定承担法律责任。

第三十二条 护士被吊销执业证书的,自执业证书被吊销之日起 2 年内不得申请执业注册。

第三十三条 扰乱医疗秩序,阻碍护士依法开展执业活动,侮辱、威胁、殴打护士,或者有其他侵犯护士合法权益行为的,由公安机关依照治安管理处罚法的规定给予处罚,构成犯罪的,依法追究刑事责任。

六、附则

第三十四条 本条例施行前按照国家有关规定已经取得护士执业证书或者护理专业技术职称、从事护理活动的人员,经执业地省、自治区、直辖市人民政府卫生主管部门审核合格,换领护士执业证书。

本条例施行前,尚未达到护士配备标准的医疗卫生机构,应当按照国务院卫生主管部门规定的实施步骤,自本条例施行之日起三年内达到护士配备标准。

第三十五条 本条例自 2008 年 5 月 12 日起施行。

第二节 护理工作核心制度(14 种)

一、护理质量管理制度

(一)医院成立由分管院长、护理部主任(副主任)、科护士长组成的护理质量管理委员会,负责全院护理质量管理目标及各项护理质量标准制定并对护理质量实施控制与管理。

(二)护理质量实行护理部、科室、病区三级控制和管理。

1.病区护理质量控制组(Ⅰ级)

由 2~3 人组成,病区护士长参加并负责。按照质量标准对护理质量实施全面控制,及时发现工作中存在的问题与不足,对出现的质量缺陷进行分析,制订改进措施。检查有登记、记录并及时反馈,每月填写检查登记表及护理质量月报表报上一级质控组。

2.科护理质量控制组(Ⅱ级)

由 3~5 人组成,科护士长参加并负责。每月有计划地或根据科室护理质量的薄弱环节进行检查,填写检查登记表及护理质量月报表报护理部控制组,对于检查中发现的问题及时研究分析,制订切实可行的措施并落实。

3.护理部护理质量控制组(Ⅲ级)

由 8~10 人组成,护理部主任参加并负责。每月按护理质量控制项目有计划、有目的、有针对性地对各病区护理工作进行检查评价,填写检查登记表及综合报表。及时研究、分析、解决检查中发现的问题。每月在护士长会议上反馈检查结果,提出整改意见,限期整改。

(三)建立专职护理文书终末质量控制督察小组,由主管护师以上人员承担负责全院护理文书质量检查。每月对出院患者的体温单、医嘱单、护理记录单、手术护理记录单等进行检查评价,不定期到临床科室抽查护理文书书写质量,填写检查登记表上报护理部。

(四)对护理质量缺陷进行跟踪监控,实现护理质量的持续改进。

(五)各级质控组每月按时上报检查结果,科及病区于每月30日以前报护理部,护理部负责对全院检查结果进行综合评价,填写报表并在护士长例会上反馈检查评价结果。

（六）护理部随时向主管院长汇报全院护理质量控制与管理情况,每季度召开一次护理质量分析会,每年进行护理质量控制与管理总结并向全院护理人员通报。

（七）护理工作质量检查考评结果作为各级护理人员的考核内容。

二、病房管理制度

（一）在科主任的领导下,病房管理由护士长负责,科主任积极协助,全体医护人员参与。

（二）严格执行陪护制度,加强对陪护人员的管理,积极开展卫生宣教和健康教育。主管护士应及时向新住院患者介绍住院规则、医院规章制度,及时进行安全教育,签署住院患者告知书,教育患者共同参与病房管理。

（三）保持病房整洁、舒适、安静、安全,避免噪音,做到走路轻、关门轻、操作轻、说话轻。

（四）统一病房陈设,室内物品和床位应摆放整齐,固定位置,未经护士长同意不得任意搬动。

（五）工作人员应遵守劳动纪律,坚守岗位。工作时间内必须按规定着装。病房内不准吸烟,工作时间不聊天、不闲坐、不做私事。治疗室、护士站不得存放私人物品。原则上工作时间不接私人电话。

（六）患者被服、用具按基数配给患者使用,出院时清点收回并做终末处理。

（七）护士长全面负责保管病房财产、设备,并分别指派专人管理,建立账目,定期清点。如有遗失,及时查明原因,按规定处理。管理人员调动时,要办好交接手续。

（八）定期召开工休座谈会，听取患者对医疗、护理、医技、后勤等方面的意见，对患者反映的问题要有处理意见及反馈，不断改进工作。

（九）病房内不接待非住院患者，不会客。值班医生与护士及时清理非陪护人员，对可疑人员进行询问。严禁散发传单、广告及推销人员进入病房。

（十）注意节约水电、关闭水龙头和按时熄灯，杜绝长流水、长明灯。

（十一）保持病房清洁卫生，注意通风，每日至少清扫两次，每周大清扫一次。病房卫生间清洁、无味。

三、抢救工作制度

（一）定期对护理人员进行急救知识培训，提高其抢救意识和抢救水平，抢救患者时做到人员到位、行动敏捷、有条不紊、分秒必争。

（二）抢救时做到明确分工，密切配合，听从指挥，坚守岗位。

（三）每日核对抢救物品，班班交接，做到账物相符。各种急救药品、器材及物品应做到"五定"：定数量品种、定点放置、定专人管理、定期消毒灭菌、定期检查维修。抢救物品不准任意挪用或外借，必须处于应急状态。无菌物品须注明灭菌日期，保证在有效期内使用。

（四）参加抢救人员必须熟练掌握各种抢救技术和抢救常规，确保抢救的顺利进行。

（五）严密观察病情变化，准确、及时填写患者护理记录单，记录内容完整、准确。

（六）严格交接班制度和查对制度，在抢救患者过程中，正确执行医嘱。口头医嘱要求准确清楚,护士执行前必须复述一遍,确认无误后再执行;保留安瓿以备事后查对。及时记录护理记录单,来不及记录的于抢救结束后 6 小时内据实补记,并加以说明。

(七)抢救结束后及时清理各种物品并进行初步处理、登记。

(八)认真做好抢救患者的各项基础护理及生活护理。烦躁、昏迷及神志不清者,加床档并采取保护性约束,确保患者安全。预防和减少并发症的发生。

四、分级护理制度

分级护理是根据患者病情的轻重缓急,护理级别由医生以医嘱的形式下达。分为特别护理、一级护理、二级护理和三级护理。

(一)特别护理

1.适用对象

病情危重,须随时观察,以便进行抢救的患者,如严重创伤、各种复杂疑难的大手术后、器官移植、大面积烧伤和"五衰"等患者。

2.护理要求

(1)设立专人 24 小时护理,严密观察病情和生命体征变化。

(2)制订护理计划(ICU、NICU 患者均有护理计划),严格执行各项技术操作规程,落实护理措施,正确执行医嘱,及时准确填写特别护理记录单。

(3)备齐急救药品和器材,以便随时急用。

(4)认真细致做好各项基础护理工作,严防并发症,确保患者安全。

(5)了解影响患者心理变化的各种因素,给予必要的心理护理和疏导,适时进行健康教育。

（二）一级护理

1.适用对象

病情危重绝对卧床休息的患者,如重大手术后、休克、瘫痪、昏迷、高热、出血、肝肾衰竭者和早产儿等。

2.护理要求

（1）每15~30分钟巡视患者一次,密切观察病情变化及生命体征。

（2）制订护理计划,严格执行各项诊疗及护理措施,及时填写护理记录单。

（3）按需准备抢救药品和器材。

（4）认真细致做好各项基础护理工作,严防并发症。

（三）二级护理

1.适用对象

病情较重,生活不能完全自理的患者,如大手术后病情稳定者,以及年老体弱、幼儿、慢性病不宜多活动者等。

2.护理要求

（1）每1~2小时巡视患者一次,注意观察病情。

（2）生活上给予必要的协助,了解患者病情动态及心理状态,满足其身心两方面的需要。

（3）生活上给予必要的协助。

（4）按时记录护理记录单,病情变化时及时记录。

（四）三级护理

1.适用对象

病情较轻,生活基本能自理的患者,如一般慢性病、疾病恢复期及手术前准备阶段。

2.护理要求

(1)每日巡视患者两次,观察病情。

(2)按护理常规护理。

(3)督促患者遵守院规,了解患者的病情及心理动态需求。

(4)做好健康教育。

五、护理交接班制度

(一)病房护士实行 24 小时三班轮流值班制,值班人员履行各班职责护理患者。

(二)每天晨会集体交接班,全体医护人员参加,一般不超过15 分钟。由夜班护士详细报告危重及新入院患者的病情、诊断及护理等有关事项。护士长根据报告做必要的总结,扼要地布置当天的工作。

(三)交班后由护士长带领接班者共同巡视病房,对危重患者、手术后患者、待产妇、分娩后、小儿患者以及有特殊情况的患者进行床头交接班。

(四)对规定交接班的毒、麻、剧、限药及医疗器械、被服等当面交接清楚并签字。

(五)除每天集体交接班外,各班均须按时交接。接班者应提前 10~15 分钟到科室,清点应接物品,阅读交接班报告和护理记录单。交班者向接班者交接清楚患者病情,并对危重、手术、小儿患者以及新入院患者进行床头交接。未交接清楚前,交班者不得离开岗位。凡因交接不清所出现的问题由接班者负责。

(六)值班者在交班前除完成本班各项工作外,须整理好所用物品,保持治疗室、护士站清洁,并为下一班做好必要的准备。

（七）交班内容:患者的心理情况、病情变化、当天或次日手术患者及特殊检查患者的准备工作及注意事项。当天患者的总数、新入院、出院、手术、分娩、病危、死亡、转科(院)患者等以及急救药品器械、特殊治疗和特殊标本的留取等。

（八）交班方式

1.文字交接

每班书写护理记录单,进行交班。

2.床头交接

与接班者共同巡视病房,重点交接危重及大手术患者、老年患者、小儿患者及特殊心理状况的患者。

3.口头交接

一般患者采取口头交接。

六、查对制度

（一）处理医嘱、转抄服药卡、注射卡、护理单等时,必须认真核对患者的床号、姓名,执行医嘱时应注明时间并签字。医嘱要班班查对,每天总查对。每周大查对一次,护士长参加并签名。每次查对后进行登记,参与查对者签名。

（二）执行医嘱及各项处置时要做到"三查七对"。三查:操作前、操作中、操作后查对;七对:对床号、姓名、药名、剂量、时间、用法、浓度。

（三）一般情况下不执行口头医嘱。抢救时医师可下达口头医嘱,护士执行时必须复诵一遍,确定无误后执行,并暂时保留用过的空安瓿。抢救结束后及时补开医嘱(不超过6小时)。

（四）输血:取血时应和血库发血者共同查对。三查:血的有效期、血的质量及输血装置是否完好;八对:姓名、床号、住院号、瓶

(袋)号、血型、交叉配血试验结果、血液种类及剂量。在确定无误后方可取回,输血前由两人按上述项目复查一遍。输血完毕应保留血袋 12~24 小时,以备必要时查对。将血袋上的条形码粘贴于交叉配血报告单上,入病历保存。

(五)使用药品前要检查药瓶标签上的药名、失效期、批号和药品质量,不符合要求者不得使用。摆药后须经两人查对后再执行。

(六)抽取各种血标本在注入容器前,应再次查对标签上的各项内容,确保无误。

(七)手术查对制度

1.六查十二对

(1)六查:①到病房接患者时查;②患者入手术间时查;③麻醉前查;④消毒皮肤前查;⑤开刀时查;⑥关闭体腔前后查。

(2)十二对:科别、床号、姓名性别年龄、住院号、手术间号、手术名称、手术部位、所带物品药品、药物过敏史及有无特殊感染、手术所用灭菌器械、敷料是否合格及数量是否符合。

2.手术取下标本,巡回护士与手术者核对无误后方可与病理检验单一并送检。

3.手术标本送检过程中各环节严格交接查对,并双方签字。

(八)供应室查对制度

1.回收器械物品时

查对名称、数量,初步处理情况,器物完好程度。

2.清洗消毒时

查对消毒液的有效浓度及配制浓度;浸泡消毒时间、酶洗前残余消毒液是否冲洗干净。

3.包装时

查对器械敷料的名称、数量、质量、湿度。

4.灭菌前

查对器械敷料包装规格是否符合要求，装放方法是否正确；灭菌器各种仪表、程序控制是否符合标准要求。

5.灭菌后

查试验包化学指示卡是否变色、有无湿包。植入器械是否每次灭菌时进行了生物学监测。

6.发放各类灭菌物品时

查对名称、数量、外观质量、灭菌标识等。

7.随时查供应室备用的各种诊疗包

是否在有效期内及保存条件是否符合要求。

8.一次性使用无菌物品

要查对批批检验报告单，并进行抽样检查。

9.分析

及时对护理缺陷进行分析，查找原因并改进。

七、给药制度

(一)护士必须严格根据医嘱给药，不得擅自更改，对有疑问的医嘱，应了解清楚后方可给药，避免盲目执行。

(二)了解患者病情及治疗目的，熟悉各种常用药物的性能、用法、用量及副作用，向患者进行药物知识的介绍。

(三)严格执行"三查七对"制度。三查:操作前、操作中、操作后查。七对:床号、姓名、药名、浓度、剂量、用法、时间。

(四)做治疗前，护士要洗手、戴帽子、口罩，严格遵守操作规程。

（五）给药前要询问患者有无药物过敏史（需要时做过敏试验）并向患者解释以取得合作。用药后要注意观察药物反应及治疗效果，如有不良反应要及时报告医师，并记录护理记录单，填写药物不良反应登记本。

（六）用药时要检查药物有效期及有无变质。静脉输液时要检查瓶盖有无松动、瓶口有无裂缝、液体有无沉淀及絮状物等。多种药物联合应用时，要注意配伍禁忌（五步骤：一看、二倒、三摇、四再看、五拧瓶盖）。

（七）安全正确用药，合理掌握给药时间、方法，药物要做到现配现用，避免久置引起药物污染或药效降低。

（八）治疗后所用的各种物品进行初步清理后，由中心供应室回收处理。口服药杯定期清洗消毒备用（一用一消毒，未用一周一消毒，干燥保存备用）。

（九）如发现给药错误，应及时报告、处理，积极采取补救措施。向患者做好解释工作。

八、护理查房制度

1.护理部主任查房

（1）护理部主任每日随时轮流巡回查房，查护士劳动纪律，无菌技术操作，岗位责任制的执行情况，以重病护理、消毒隔离、服务态度等为主要内容，并记录查房结果。

（2）每月进行专科护理大查房一次，详细记录查房结果。

（3）选择好疑难病例、危重患者或特殊病种进行查房。事先通知病房所查房内容，由病房护士长指定报告病例的护理人员进行准备，查房时要简单报告病史、诊断、护理问题、治疗护理措施等，查房完毕进行讨论，并及时修订护理计划。

（4）每月按护理工作要求，进行分项查房，严格考核、评价，促使护理质量达标。

2.科护士长查房

（1）每日上午巡视病房，查病房秩序和护士岗位责任制执行情况。

（2）每两周进行一次专科护理业务查房，方法同护理部主任查房的要求。

（3）定期抽查护理表格书写情况和各种表格登记情况。

3.护士长查房

（1）护士长随时巡视病房，查各班护士职责执行情况、劳动纪律、无菌操作规程等执行情况。

（2）每两周一次护理业务查房，典型病例或危重患者随时查房，并做好查房纪录。

（3）组织教学查房，有目的、有计划，根据教学要求，查典型病例，事先通知学员熟悉病历及患者情况，组织大家共同讨论，也可进行提问，由护士长做总结。

4.参加医生查房

病区护士长或责任护士每周参加主任或科室大查房，以便进一步了解病情和护理工作质量（建立与科主任查房登记本）。

5.三级业务查房

有条件的医院，开展主任（副主任）护师、主管护师、护师三级业务查房。

九、患者健康教育制度

（一）护理人员对住院及门诊就诊患者必须进行一般卫生知识的宣教及健康教育。

（二）健康教育方式

1.个体指导

内容包括一般卫生知识,如个人卫生、公共卫生、饮食卫生；常见病、多发病、季节性传染病的防病知识；急救常识、妇幼卫生、婴儿保健、计划生育等知识。在护理患者时,结合病情、家庭情况和生活条件做具体指导。

2.集体讲解

门诊患者可利用候诊时间,住院患者根据作息时间。采取集中讲解、示范、模拟操作相结合及播放电视录像等形式进行。

3.文字宣传

以黑板报、宣传栏、编写短文、健康教育处方、图画、诗歌等形式进行。

（三）对患者的卫生宣教要贯穿患者就医的全过程。

（1）门诊患者在挂号、分诊、诊治等各个环节均应有相应的卫生知识宣传。

（2）住院患者在入院介绍、诊治护理过程、出院指导内容中均应有卫生常识及防病知识的宣教。住院患者的宣教要记录在健康教育登记表中,并及时进行效果评价,责任护士及患者或家属签字。

十、护理会诊制度

（1）凡属复杂、疑难或跨科室和专业的护理问题和护理操作技术,均可申请护理会诊。

（2）科间会诊时,由要求会诊科室的责任护士提出,护士长同意后填写会诊申请单,送至被邀请科室。被邀请科室接到通知后两天内完成（急会诊者应及时完成）,并书写会诊记录（由护士长或者副护士长填表并参与会诊)。

(3)科内会诊,由责任护士提出,护士长或主管护师主持,召集有关人员参加,并进行总结。责任护士负责汇总会诊意见。

(4)参加会诊人员原则上应由副主任护师以上人员,或由被邀请科室护士长指派人员承担。

(5)集体会诊者,由护理部组织,申请科室主管护士负责介绍患者的病情,并认真记录会诊意见。

十一、病房一般消毒隔离管理制度

(1)病房内收住患者应按感染与非感染性疾病分别收治,感染性疾病的患者在患者一览表卡片上做标记。

(2)医务人员进入感染患者房间,应严格执行相应疾病的消毒隔离及防护措施,必要时穿隔离衣、戴手套等。

(3)一般情况下,病房应定时开窗通风,每日两次。地面湿式清扫,必要时进行空气消毒。发现明确污染时,应立即消毒。患者出院、转院、转科、死亡后均要进行终末消毒。

(4)患者的衣服、被单每周更换一次。被血液、体液污染时及时更换,在规定地点清点更换下的衣物及床单位用品。

(5)医护人员在诊治护理不同患者前后,应洗手或用手快速消毒剂擦洗。

(6)各种诊疗护理用品用后按医院感染管理要求进行处理,特殊感染的患者采用一次性用品,用后装入黄色塑料袋内并粘贴标识,专人负责回收。

(7)对特殊感染患者要严格限制探视及陪护人员,必要时穿隔离衣裤、戴口罩及帽子。

(8)患者的餐具、便器固定使用,特殊感染患者的排泄物及剩余饭菜,按相关规定进行处理。

(9)各种医疗废物按规定收集、包装,专人回收。

(10)病房及卫生间的拖把等卫生清洁用具,要分开使用,且标记清楚。用后消毒液浸泡,并清洗后晾挂备用。

(11)患者的床头柜用消毒液擦拭,做到一桌一巾,每日1～2次。病床湿式清扫,做到一床一巾,每日1～2次。

(12)重点部门如手术室、中心供应室、产房、重症监护室(ICU、CCU、NICU 等)、导管介入治疗室、内镜室、口腔科、透析室等执行相应部门的消毒隔离要求。

(13)特殊疾病和感染者按相关要求执行。

十二、护理安全管理制度

(1)严格执行各项规章制度及操作规程,确保治疗、护理工作的正常进行,护理部定期检查考核。

(2)严格执行查对制度,坚持医嘱班班查对,每天总查对,护士长每周总查对一次并登记、签名。

(3)毒、麻、限、剧药品做到安全使用,专人管理,专柜保管并加锁。保持固定基数,用后督促医师及时开处方补齐,每班交接并登记。

(4)内服、外用药品分开放置,瓶签清晰。

(5)各种抢救器材保持清洁、性能良好;急救药品符合规定,用后及时补充,专人管理,每周清点两次并登记;无菌物品标识清晰,保存符合要求,确保在有效期内。

(6)供应室供应的各种无菌物品经检验合格后方可发放。

(7)对于所发生的护理差错,科室应及时组织讨论,并上报护理部。

（8）对于有异常心理状况的患者要加强监护及交接班,防止意外事故的发生。

（9）工作场所及病房内严禁患者使用非医院配置的各种电炉、电磁炉、电饭锅等电器,确保安全用电。

（10）制订并落实突发事件的应急处理预案和危重患者抢救护理预案。

十三、护理差错、事故报告制度

（1）各科室建立差错、事故登记本,登记差错、事故发生的经过、原因、后果等并及时上报。

（2）发生差错、事故后,要采取积极补救措施,以减少或消除由于差错、事故造成的不良后果,护士长应及时进行调查,组织科室有关人员讨论,进行原因的分析和定性,总结经验教训,并进行详细的记录。

（3）对发生差错、事故的单位和个人,有意隐瞒不报者,按情节轻重给予处理。

（4）护理部应定期组织护士长分析差错、事故发生的原因,并提出防范措施。

十四、术前患者访视制度

（1）为了更好地使患者配合医护人员顺利地完成手术,手术前1天手术室护士必须对择期手术患者进行访视。阅读病历,了解患者一般资料(姓名、性别、年龄、民族、体重、文化程度等),收集患者临床资料(术前诊断、手术名称、手术入路、各种检验结果;有无特殊感染、配血情况、过敏史及手术史等)。

（2）了解患者的心理状态,进行必要的心理疏导及护理。

（3）做好术前宣教工作:①向患者讲解有关的注意事项,如术前禁食、水,勿化妆,去掉饰物、义齿、更换手术衣裤等;②介绍手术、麻醉体位的配合方法及重要性;③介绍手术室环境、手术时注意事项等(实施对择期手术患者心理评估,及时干预不良情绪并登记)。

(4)访视过程中要体现人文关怀,护士态度要热情,主动自我介绍,耐心解答患者提出的问题,以减轻或消除患者的疑虑和恐惧心理。注意保护患者隐私,根据情况进行必要的告知,认真执行保护性医疗制度。

(5)访视内容要认真记录于手术护理记录单。

第三章 岗位职责

第一节 办公护士岗位说明

一、基本资料			
岗位名称	办公护士		
所属部门	神经血管外科		
二、工作内容			
（一）工作概述			
在护士长的领导下，负责科室物资管理、申报及统筹工作；患者费用审核及结算工作；医嘱的提取、校对、打印、查对、转抄等工作			
（二）工作职责			
1.参加晨会，查对科室前一天长期医嘱和临时医嘱			
2.负责护士站环境卫生，维护工作秩序			
3.负责接待外来人员的咨询，接听电话			
4.负责办理出入院、危重、手术、转科、死亡的记录和通知工作			
5.负责对各类医嘱进行提取、转抄、校对			
6.负责归档病历的质量检查及整理			
7.协助护士长做好物资管理、申报及统筹工作			
8.完成上级赋予的其他任务			
（三）工作关系			
岗位 工作 关系	内部关系	监督带教	实习／进修／轮转护士
		请示上报	护士长、质控护士
	外部关系		各业务科室及相关的职能科室

（待续）

（续表）

三、任职资格	
（一）基本要求	
性别年龄要求	性别:不限
	年龄:60 岁以下
教育要求	学历要求:大专或以上学历
	专业要求:护理专业
从业资格要求	执业资格:具备中华人民共和国护士执业证书
	工作经验:具备 5 年以上的临床工作经验
（二）知识技能要求	
基础技能要求	1.掌握基础护理学专业理论
	2.了解本科常见疾病的临床表现,主要护理诊断和相关护理措施
	3.了解整体护理和护理程序理论
专业技能要求	1.熟悉本科专业疾病相关的基础护理学、解剖学、病理生理学以及临床药理学的相关知识
	2.了解与本科护理学密切相关学科的理论
	3.了解各类办公系统(OA 系统、清单系统、护士工作站系统)的应用
其他要求	1.具备较强的计算机等办公设备的应用能力
	2.有较好的判断能力和应急处理能力
	3.具有很强的服务意识和责任感
	4.有良好的人际沟通和协调能力
（三）应知法规	
《护士守则》《护士条例》《军队护士管理办法》《军队护士执业管理规定》《军队医院感染控制管理规定》《侵权责任法》《医疗事故处理条例》《医院消毒卫生标准》《突发公共卫生事件应急条例》《综合医院分级护理指导原则》《住院伤病员基础护理服务项目》《基础护理服务工作规范》《常用临床护理技术服务规范》《军队医院病历书写与管理规则》《医嘱管理规定》,有关的护理技术操作规程和本院的护理制度, 以及医院制订的本岗位职责和有关工作制度等	

（待续）

(四)基本素质要求
1.身体健康,恪尽职守,具有良好的职业道德素质
2.具有良好的团队合作精神,工作细心、有爱心、耐心、责任心,具有较强的服务意识和奉献精神
3.有一定的组织管理能力、决断能力,良好的沟通、协调能力和人际关系
(五)培训要求
1.本科护理知识与操作技能培训
2.护理服务技能及沟通技能培训
3.相关法律法规知识培训与心理学知识培训
4.相关电脑知识培训(OA 系统、清单系统、护士工作站系统)
四、协调关系
1.与患者及其家属关系的协调
2.与本科室人员关系的协调
3.与相关科室人员业务关系的协调
五、绩效考核要点
1.医院和科室各项指令的执行情况
2.本岗位护理工作量、护理质量与工作效率,护理差错与护理事故发生情况和任务目标完成情况
3.本人的业务技术水平和服务能力,医生和护理人员的评价情况等
六、工作标准
1.遵守医院规章制度及操作规范,熟悉护理业务工作相关法律、法规和政策、条例,遵守考勤制度,履职考核达标
2.仪表端庄,着装规范,佩戴胸牌,符合礼仪服务规范
3.独立上岗的护理人员具备执业资格,无重大违规行为发生
4.工作认真负责,服务态度良好,医德医风良好
5.胜任本职工作,完成好岗位说明书各项职责任务,无投诉
6.医嘱提取、校对准确,完成每日查对的组织工作
7.归档病例的完整率及准确率≥98%
8.物资申领及时,做好物资保障

第二节 保障护士岗位说明

一、基本资料	
岗位名称	保障护士
所属部门	神经血管外科

二、工作内容

(一)工作概述

在护士长的领导下,负责科室院感监测工作,药品和物品管理工作

(二)工作职责

1.负责科室物品、仪器设备、急救车的交接和检查

2.负责科室每日长期、临时医嘱及各种治疗用药的查对及核实

3.负责科室护理院感工作,做好护理院感监测本的登记,负责各种护理相关消毒液的配制和浓度监测

4.掌握科室患者费用情况,记录欠费患者信息,及药房短缺药品名称情况,及时通知主治医生与责任护士,确保患者及时准确用药

5.负责与办公班、责任班核对全天长期和临时医嘱

6.负责冰箱的使用与保管,定期清洁、除冰

7.负责领取核对全科患者的各种治疗用药及出院带药

8.负责科室药品的管理,定期检查、及时补充

9.负责科室各功能间的管理,保持环境清洁整齐,各种物品定点放置,垃圾分类

10.负责科室毒麻药品的管理,班班交接,清点空安瓿

11.完成上级赋予的其他任务

(三)工作关系

岗位工作关系	内部关系	监督带教	实习/进修/轮转护士
		请示上报	护士长、质控护士
	外部关系		各业务科室及相关的职能科室

(待续)

(续表)

三、任职资格	
（一）基本要求	
性别年龄要求	性别:不限 年龄:60岁以下
教育要求	学历要求:大专或以上学历 专业要求:护理专业
从业资格要求	执业资格:具备中华人民共和国护士执业证书 工作经验:具备两年以上的临床工作经验
（二）知识技能要求	
基础技能要求	1.掌握基础护理学专业理论 2.了解本科常见疾病的临床表现,主要护理、诊断和相关护理措施 3.了解整体护理和护理程序理论
专业技能要求	1.熟悉本科专业疾病相关的基础护理学、解剖学、病理生理学以及临床药理学的相关知识 2.了解与本科护理学密切相关学科的理论
其他要求	1.对病情有较好的观察能力 2.有较好的判断能力和应急处理能力
（三）应知法规	
《护士守则》《护士条例》《军队护士管理办法》《军队护士执业管理规定》《军队医院感染控制管理规定》《侵权责任法》《医疗事故处理条例》《医院消毒卫生标准》《突发公共卫生事件应急条例》《综合医院分级护理指导原则》《住院伤病员基础护理服务项目》《基础护理服务工作规范》《常用临床护理技术服务规范》《军队医院病历书写与管理规则》《医嘱管理规定》,有关的护理技术操作规程和本院的护理制度,以及医院制订的本岗位职责和有关工作制度等	

(待续)

(续表)

(四)基本素质要求
1.身体健康,恪尽职守,具有良好的职业道德素质
2.具有良好的团队合作精神,工作细心、周到、耐心,具有较强的服务意识和奉献精神
3.有一定的组织管理能力、决断能力,良好的沟通、协调能力和人际关系
(五)培训要求
1.基础、专科护理知识与操作技能培训
2.护理服务技能及沟通技能培训
3.相关法律法规知识培训与心理学知识培训
4.参加及组织护理查房或教学查房
四、协调关系
1.与患者及其家属关系的协调
2.与内部员工关系的协调
3.与相关科室人员业务关系的协调
五、绩效考核要点
1.医院和科室各项指令的执行情况
2.本岗位护理工作量、护理质量与工作效率,护理差错与护理事故发生情况和任务目标完成情况
3.本人的业务技术水平和服务能力、医生和护理人员的评价情况等
六、工作标准
1.遵守医院规章制度及操作规范,熟悉护理业务工作相关法律、法规和政策、条例,遵守考勤制度,履职考核达标
2.仪表端庄、着装规范、佩戴胸牌,符合礼仪服务规范
3.独立上岗的护理人员具备执业资格,无重大违规行为发生
4.工作认真负责,服务态度良好,医德医风良好
5.胜任本职工作,完成好岗位说明书各项职责任务,无投诉
6.毒麻药品与急救车物品、药品管理100%
7.各类垃圾严格分类处理
8.欠费患者已通知缴费并报告医生备齐所缺药品
9.紫外线灯检测按标准完成,保证安全有效使用

第三节 小夜班护士岗位说明

一、基本资料			
岗位名称			小夜班护士
所属部门			神经血管外科

二、工作内容

（一）工作概述

在护士长的领导下，负责科室晚间的所有护理治疗及病区管理工作

（二）工作职责

1.做好科室物品、仪器设备、急救车等交接工作

2.与上一班共同查对医嘱，规范执行医嘱

3.床旁交接班，全面了解患者动态，密切观察危重患者的生命体征及病情变化，发现问题及时报告值班医生

4.按等级护理巡视病房，为患者提供晚间护理，进行病区管理，确保患者安全

5.书写护理记录单和交班报告本

6.完成晚间各项标本的采集收取，定点药物的静脉给药

7.负责各功能间的整理，按要求进行消毒，补充物品，做好交接

8.办理急诊入院，完成急诊手术的术前医嘱，术后患者的护理治疗

9.完成上级赋予的其他任务

（三）工作关系

岗位工作关系	内部关系	监督带教	实习/进修/轮转护士
		请示上报	护士长、质控护士
	外部关系		各业务科室及相关的职能科室

三、任职资格

（一）基本要求

性别年龄要求	性别:不限
	年龄:60岁以下

（待续）

（续表）

教育要求	学历要求：大专或以上学历 专业要求：护理专业
从业资格要求	执业资格：具备中华人民共和国护士执业证书 工作经验：具备一定的临床工作经验
（二）知识技能要求	
基础技能要求	1.掌握基础护理学专业理论 2.了解本科常见疾病的临床表现，主要护理诊断和相关护理措施 3.了解整体护理和护理程序理论
专业技能要求	1.熟悉本科专业疾病相关的基础护理学、解剖学、病理生理学以及临床药理学的相关知识 2.了解与本科护理学密切相关学科的理论
其他要求	1.对病情有较好的观察能力 2.有较好的判断能力和应急处理能力

（三）应知法规

《护士守则》《护士条例》《军队护士管理办法》《军队护士执业管理规定》《军队医院感染控制管理规定》《侵权责任法》《医疗事故处理条例》《医院消毒卫生标准》《突发公共卫生事件应急条例》《综合医院分级护理指导原则》《住院伤病员基础护理服务项目》《基础护理服务工作规范》《常用临床护理技术服务规范》《军队医院病历书写与管理规则》《医嘱管理规定》，有关的护理技术操作规程和本院的护理制度，以及医院制订的本岗位职责和有关工作制度等

（四）基本素质要求

1.身体健康，恪尽职守，具有良好的职业道德素质
2.具有良好的团队合作精神，工作细心，有爱心、耐心、责任心，具有较强的服务意识和奉献精神
3.有一定的组织管理能力、决断能力，良好的沟通、协调能力和人际关系

（待续）

(五)培训要求
1.基础、专科护理知识与操作技能培训
2.护理服务技能及沟通技能培训
3.相关法律法规知识培训与心理学知识培训
4.参加及组织护理查房或教学查房
四、协调关系
1.与患者及其家属关系的协调
2.与本科室人员关系的协调
3.与相关科室人员业务关系的协调
五、绩效考核要点
1.医院和科室各项指令的执行情况
2.本岗位护理工作量、护理质量与工作效率,护理差错与护理事故发生情况和任务目标完成情况
3.本人的业务技术水平和服务能力,医生和护理人员的评价情况等
六、工作标准
1.遵守医院规章制度及操作规范,熟悉护理业务工作相关法律、法规和政策、条例,遵守考勤制度,履职考核达标
2.仪表端庄,着装规范,佩戴胸牌,符合礼仪服务规范
2.独立上岗的护理人员具备执业资格,无重大违规行为发生
3.能够独立完成急诊患者的入院办理、急诊手术准备及手术后的护理治疗
4.正确认真执行医嘱,避免出现护理差错
5.积极配合医师完成各种诊疗工作,按要求正确采集各种标本
6.工作认真负责,服务态度良好,医德医风良好
7.胜任本职工作,完成好岗位说明书各项职责任务,无投诉

第四节 大夜班护士岗位说明

一、基本资料	
岗位名称	大夜班护士
所属部门	神经血管外科

二、工作内容			
(一)工作概述			
在护士长的领导下,负责科室夜间的所有护理治疗及病区管理工作			
(二)工作职责			
1.做好科室物品、仪器设备、急救车等交接工作 2.与上一班共同查对医嘱,规范执行医嘱 3.床旁交接班,全面了解患者动态,密切观察危重患者的生命体征及病情变化,发现问题及时报告值班医生 4.按等级护理巡视病房,为患者提供晨间护理,进行病区管理,确保患者安全 5.书写护理记录单、交班报告本 6.完成夜间各项标本的采集收取,统计并录入24小时出入量。周六测量并录入患者体重 7.负责各功能间的整理,按要求进行消毒,补充物品,做好交接 8.完成上级赋予的其他任务			
(三)工作关系			
岗位工作关系	内部关系	监督带教	实习/进修/轮转护士
		请示上报	护士长、质控护士
	外部关系	各业务科室及相关的职能科室	

三、任职资格	
(一)基本要求	
性别年龄要求	性别:不限 年龄:60岁以下

(待续)

（续表）

教育要求	学历要求:大专或以上学历
	专业要求:护理专业
从业资格要求	执业资格:具备中华人民共和国护士执业证书
	工作经验:具备一定的临床工作经验
（二）知识技能要求	
基础技能要求	1.掌握基础护理学专业理论
	2.了解本科常见疾病的临床表现,主要护理、诊断和相关护理措施
	3.了解整体护理和护理程序理论
专业技能要求	1.熟悉本科专业疾病相关的基础护理学、解剖学、病理生理学以及临床药理学的相关知识
	2.了解与本科护理学密切相关学科的理论
其他要求	1.对病情有较好的观察能力
	2.有较好的判断能力和应急处理能力
（三）应知法规	
《护士守则》《护士条例》《军队护士管理办法》《军队护士执业管理规定》《军队医院感染控制管理规定》《侵权责任法》《医疗事故处理条例》《医院消毒卫生标准》《突发公共卫生事件应急条例》《综合医院分级护理指导原则》《住院伤病员基础护理服务项目》《基础护理服务工作规范》《常用临床护理技术服务规范》《军队医院病历书写与管理规则》《医嘱管理规定》,有关的护理技术操作规程和本院的护理制度,以及医院制订的本岗位职责和有关工作制度等	
（四）基本素质要求	
1.身体健康,恪尽职守,具有良好的职业道德素质	
2.具有良好的团队合作精神,工作细心、周到、耐心,具有较强的服务意识和奉献精神	
3.有一定的组织管理能力、决断能力,良好的沟通、协调能力和人际关系	

（待续）

(续表)

(五)培训要求
1.基础、专科护理知识与操作技能培训
2.护理服务技能及沟通技能培训
3.相关法律法规知识培训与心理学知识培训
4.参加及组织护理查房或教学查房
四、协调关系
1.与患者及其家属关系的协调
2.与本科室人员关系的协调
3.与相关科室人员业务关系的协调
五、绩效考核要点
1.医院和科室各项指令的执行情况
2.本岗位护理工作量、护理质量与工作效率,护理差错与护理事故发生情况和任务目标完成情况
3.本人的业务技术水平和服务能力、医生和护理人员的评价情况等
六、工作标准
1.遵守医院规章制度及操作规范,熟悉护理业务工作相关法律、法规和政策、条例,遵守考勤制度,履职考核达标
2.仪表端庄,着装规范,佩戴胸牌,符合礼仪服务规范
3.独立上岗的护理人员具备执业资格,无重大违规行为发生
4.正确认真执行医嘱,避免出现护理差错
5.积极配合医师完成各种诊疗工作,按要求正确采集各种标本
6.工作认真负责,服务态度良好,医德医风良好
7.胜任本职工作,完成好岗位说明书各项职责任务,无投诉
8.能够及时发现患者的病情变化,及时报告值班医生,并给予合理的处置
9.具备一定处理应急、突发事件能力

第五节 两头班护士岗位说明

一、基本资料			
岗位名称	两头班护士		
所属部门	神经血管外科		
二、工作内容			
(一)工作概述			
在护士长、上级护士的领导下,从事不包括侵入性及无菌性操作的基础护理工作			
(二)工作职责			
1.在夜班护士指导下,按分级护理要求,为患者提供基础护理和生活护理,协助患者进行功能锻炼 2.负责病房的整理,保持病房整洁,维护病区秩序 3.负责正确留取患者标本,护送行动不便的患者做辅助检查、治疗等 4.参加医院及科室组织的业务学习和护理查房,总结临床护理经验,不断更新专业知识与技能,促进个人在专业技术上的提高 5.完成上级赋予的其他任务			
(三)工作关系			
岗位工作关系	内部关系	监督带教	无
		请示上报	护士长、上级护士
	外部关系		各业务科室及相关的职能科室
三、任职资格			
(一)基本要求			
性别年龄要求	性别:不限		
	年龄:不限		
教育要求	学历要求:中专或以上学历		
	专业要求:护理专业		

(待续)

（续表）

从业资格要求	执业资格:可不具备中华人民共和国护士执业证书 工作经验:新定科护士及工作不满1年者
（二）知识技能要求	
基础技能要求	1.掌握基础护理学专业理论 2.了解本科常见疾病的临床表现,主要护理诊断和相关护理措施
专业技能要求	1.了解本科专业疾病相关的基础护理学、解剖学、病理生理学以及临床药理学的相关知识 2.了解与本科护理学密切相关学科的理论
其他要求	1.学习态度积极、主动 有较好的学习能力及学习品质 对病情有较好的观察能力
（三）应知法规	

《护士守则》《护士条例》《军队护士管理办法》《军队护士执业管理规定》《军队医院感染控制管理规定》《侵权责任法》《医疗事故处理条例》《医院消毒卫生标准》《突发公共卫生事件应急条例》《综合医院分级护理指导原则》《住院伤病员基础护理服务项目》《基础护理服务工作规范》《常用临床护理技术服务规范》《军队医院病历书写与管理规则》《医嘱管理规定》,有关的护理技术操作规程和本院的护理制度,以及医院制订的本岗位职责和有关工作制度等

（四）基本素质要求

1.身体健康,恪尽职守,具有良好的职业道德素质
2.具有良好的团队合作精神,工作细心,有爱心、耐心、责任心,具有较强的服务意识和奉献精神
3.具有良好的沟通、协调能力和人际关系

（待续）

（续表）

(五)培训要求
1.基础、专科护理知识与操作技能培训
2.护理服务技能及沟通技能培训
3.相关法律法规知识培训与心理学知识培训
4.参加护理查房或教学查房
四、协调关系
1.与患者及其家属关系的协调
2.与本科室人员关系的协调
3.与相关科室人员业务关系的协调
五、绩效考核要点
1.医院和科室各项指令的执行情况
2.本岗位任务目标完成情况
3.本人的业务技术水平和服务能力、医生和护理人员的评价情况等
六、工作标准
1.遵守医院规章制度及操作规范,熟悉护理业务工作相关法律、法规和政策、条例,遵守考勤制度,院内考核达标
2.仪表端庄,着装规范,佩戴胸牌,符合礼仪服务规范
3.按要求、规定完成基础护理工作,避免出现护理差错
4.工作认真负责,服务态度良好,医德医风良好
5.科室内理论及操作考核成绩≥90分
6.胜任本职工作,完成好岗位说明书各项职责任务,无投诉

第六节 责任护士岗位说明

一、基本资料			
岗位名称	责任护士		
所属部门	神经血管外科		

二、工作内容

(一)工作概述

在护士长的领导下,负责科室日间管辖区域所有患者的整体护理及病房管理工作

(二)工作职责

1.参加科室早交班、床头交接班,了解分管患者情况

2.负责承担所分管患者的护理工作:入院介绍、入院评估、制订并执行各项护理措施,进行健康教育及康复指导,落实等级护理要求,观察病情,规范执行医嘱,完成护理记录

3.为患者提供医学照顾,协助医师完成诊疗计划,密切观察患者病情,及时与医师沟通

4.负责对下级护理人员业务指导及教学工作。协同其他组责任护士工作,注意夜班护士交班,保证护理工作连续性

5.参加护理教学、护理查房和科研工作,学习护理先进技术,总结经验,撰写学术论文

6.完成上级赋予的其他任务

(三)工作关系

岗位工作关系	内部关系	监督带教	实习 / 进修 / 轮转护士
		请示上报	护士长、质控护士
	外部关系		各业务科室及相关的职能科室

三、任职资格

(一)基本要求

性别年龄要求	性别:不限
	年龄:60 岁以下

(待续)

（续表）

教育要求	学历要求:大专或以上学历
	专业要求:护理专业
从业资格要求	执业资格:具备中华人民共和国护士执业证书
	工作经验:具备两年以上的临床工作经验

（二）知识技能要求

基础技能要求	1.掌握基础护理学专业理论
	2.了解本科常见疾病的临床表现,主要护理诊断和相关护理措施
	3.了解整体护理和护理程序理论
专业技能要求	1.熟悉本科专业疾病相关的基础护理学、解剖学、病理生理学以及临床药理学的相关知识
	2.了解与本科护理学密切相关学科的理论
其他要求	1.对病情有较好的观察能力
	2.有较好的判断能力和应急处理能力

（三）应知法规

《护士守则》《护士条例》《军队护士管理办法》《军队护士执业管理规定》《军队医院感染控制管理规定》《侵权责任法》《医疗事故处理条例》《医院消毒卫生标准》《突发公共卫生事件应急条例》《综合医院分级护理指导原则》《住院伤病员基础护理服务项目》《基础护理服务工作规范》《常用临床护理技术服务规范》《军队医院病历书写与管理规则》《医嘱管理规定》,有关的护理技术操作规程和本院的护理制度,以及医院制订的本岗位职责和有关工作制度等

（四）基本素质要求

1.身体健康,恪尽职守,具有良好的职业道德素质

2.具有良好的团队合作精神,工作细心,有爱心、耐心、责任心,具有较强的服务意识和奉献精神

3.有一定的组织管理能力、决断能力,良好的沟通、协调能力和人际关系

（待续）

(五)培训要求
1.基础、专科护理知识与操作技能培训
2.护理服务技能及沟通技能培训
3.相关法律法规知识培训与心理学知识培训
4.参加及组织护理查房或教学查房
四、协调关系
1.与患者及其家属关系的协调
2.与内部员工关系的协调
3.与相关科室人员业务关系的协调
五、绩效考核要点
1.医院和科室各项指令的执行情况
2.本岗位护理工作量、护理质量与工作效率,护理差错与护理事故发生情况和任务目标完成情况
3.本人的业务技术水平和服务能力、医生和护理人员的评价情况等
六、工作标准
1.遵守医院规章制度及操作规范,熟悉护理业务工作相关法律、法规和政策、条例,遵守考勤制度,履职考核达标
2.仪表端庄,着装规范,佩戴胸牌,符合礼仪服务规范
3.掌握各专业组的业务理论要求,独立上岗的护理人员具备执业资格,无违规行为发生
4.熟练掌握十五项基础操作技能及专科操作技能,按要求、规定完成各个班次的护理工作,为患者提供医学照顾
5.积极配合医师完成各种护理治疗工作,按要求正确采集各种标本
6.工作认真负责,服务态度良好,医德医风良好。满意率达95%以上
7.胜任本职工作,完成好岗位说明书各项职责任务,无投诉

第七节 责任组长岗位说明

一、基本资料			
岗位名称	责任组长		
所属部门	神经血管外科		
二、工作内容			
(一)工作概述			
在护士长的领导下,负责科室所有患者的床位协调、质量安全督察,医患关系的协调及病区管理工作			
(二)工作职责			
1.参加科室早交班、床头交接班,了解病区患者情况			
2.负责协调及安排患者床位			
3.负责督察病区质量安全并指导责任人及时更正			
4.负责处理病区应急及突发事件			
5.参加护理教学、护理查房和科研工作,学习护理先进技术,总结经验,撰写学术论文			
6.完成上级赋予的其他任务			
(三)工作关系			
岗位工作关系	内部关系	监督带教	实习/进修/轮转护士
		请示上报	护士长
	外部关系	各业务科室及相关的职能科室	
三、任职资格			
(一)基本要求			
性别年龄要求	性别:不限 年龄:60 岁以下		
教育要求	学历要求:大专或以上学历 专业要求:护理专业		

(待续)

（续表）

从业资格要求	执业资格:具备中华人民共和国护士执业证书 工作经验:具备 5 年以上的临床工作经验
(二)知识技能要求	
基础技能要求	1.掌握基础护理学专业理论 2.了解本科常见疾病的临床表现,主要护理诊断和相关护理措施 3.了解整体护理和护理程序理论
专业技能要求	1.熟悉本科专业疾病相关的基础护理学、解剖学、病理生理学以及临床药理学的相关知识 2.了解与本科护理学密切相关学科的理论
其他要求	1.对病情有较好的观察能力 2.有较好的判断能力和应急处理能力
(三)应知法规	
《护士守则》《护士条例》《军队护士管理办法》《军队护士执业管理规定》《军队医院感染控制管理规定》《侵权责任法》《医疗事故处理条例》《医院消毒卫生标准》《突发公共卫生事件应急条例》《综合医院分级护理指导原则》《住院伤病员基础护理服务项目》《基础护理服务工作规范》《常用临床护理技术服务规范》《军队医院病历书写与管理规则》《医嘱管理规定》,有关的护理技术操作规程和本院的护理制度,以及医院制订的本岗位职责和有关工作制度等。	
(四)基本素质要求	
1.身体健康,恪尽职守,具有良好的职业道德素质 2.具有良好的团队合作精神,工作细心,有爱心、耐心、责任心,具有较强的服务意识和奉献精神 3.有一定的组织管理能力、决断能力,良好的沟通、协调能力和人际关系	

（待续）

(续表)

(五)培训要求
1.基础、专科护理知识与操作技能培训
2.护理服务技能及沟通技能培训
3.相关法律法规知识培训与心理学知识培训
4.参加及组织护理查房或教学查房
四、协调关系
1.与患者及其家属关系的协调
2.与内部员工关系的协调
3.与相关科室人员业务关系的协调
五、绩效考核要点
1.医院和科室各项指令的执行情况
2.本岗位护理工作量、护理质量与工作效率,护理差错与护理事故发生情况和任务目标完成情况
3.本人的业务技术水平和服务能力,医生和护理人员的评价情况等
六、工作标准
1.遵守医院规章制度及操作规范,熟悉护理业务工作相关法律、法规和政策、条例,遵守考勤制度,履职考核达标
2.仪表端庄,着装规范,佩戴胸牌,符合礼仪服务规范
3.掌握各专业组的业务理论要求,具备纠错能力
4.熟练掌握十五项基础操作技能及专科操作技能
5.协调护患关系,使病区工作有条不紊
6.工作认真负责,服务态度良好,医德医风良好。满意率达95%以上
7.胜任本职工作,完成好岗位说明书各项职责任务,无投诉

第八节 介入护士岗位说明

一、基本资料			
岗位名称	介入手术室护士		
所属部门	神经血管外科		

二、工作内容

(一)工作概述

在护士长的领导下,负责配合医生进行各种介入检查和治疗工作、保障患者术中的安全及介入中心的环境安全。

(二)工作职责

主班介入手术室护士:

1.负责配合医生进行各种介入检查和治疗工作、保障患者术中的安全

2.负责手术间消毒、灭菌工作,定期进行空气及其他物品的细菌培养,监测消毒、灭菌效果,预防医院内感染

3.全程监督指导无菌操作,观察患者病情变化及时报告医生

4.负责术前准备、术中配合和术后管理工作,危急情况下配合医生进行抢救

5.完成上级赋予的其他任务

副班介入手术室护士:

1.负责器械、敷料、卫生被服等物品的请领、保管、报销和各种登记、统计工作

2.负责安排预约手术,术前根据预约单对手术严格进行三查七对

3.负责术后器械的消毒、打包、灭菌工作,危急情况下配合医生进行抢救

4.指导介入中心卫生员做好中心环境卫生

5.完成上级赋予的其他任务

(三)工作关系

岗位工作关系	内部关系	监督带教	实习/进修/轮转护士
		请示上报	护士长、质控护士
	外部关系		各业务科室及相关的职能科室

(待续)

(续表)

三、任职资格	
(一)基本要求	
性别年龄要求	性别:不限 年龄:60岁以下
教育要求	学历要求:大专或以上学历 专业要求:护理专业
从业资格要求	执业资格:具备中华人民共和国护士执业证书 工作经验:具备两年以上的临床工作经验
(二)知识技能要求	
基础技能要求	1.掌握基础护理学专业理论 2.了解本科常见疾病的临床表现,主要护理、诊断和相关护理措施 3.了解整体护理和护理程序理论
专业技能要求	1.熟悉本科专业疾病相关的基础护理学、解剖学、病理生理学以及临床药理学的相关知识 2.了解与本科护理学密切相关学科的理论
其他要求	1.对病情有较好的观察能力 2.有较好的判断能力和应急处理能力
(三)应知法规	
《护士守则》《护士条例》《军队护士管理办法》《军队护士执业管理规定》《军队医院感染控制管理规定》《侵权责任法》《医疗事故处理条例》《医院消毒卫生标准》《突发公共卫生事件应急条例》《综合医院分级护理指导原则》《住院伤病员基础护理服务项目》《基础护理服务工作规范》《常用临床护理技术服务规范》《军队医院病历书写与管理规则》《医嘱管理规定》,有关的护理技术操作规程和本院的护理制度,以及医院制订的本岗位职责和有关工作制度等。	

(待续)

(四)基本素质要求
1.身体健康,恪尽职守,具有良好的职业道德素质
2.具有良好的团队合作精神,工作细心,有爱心、耐心、责任心,具有较强的服务意识和奉献精神
3.有一定的组织管理能力、决断能力,良好的沟通、协调能力和人际关系
(五)培训要求
1.基础、专科护理知识与操作技能培训
2.护理服务技能及沟通技能培训
3.相关法律法规知识培训与心理学知识培训
4.参加及组织护理查房或教学查房
四、协调关系
1.与患者及其家属关系的协调
2.与本科室人员关系的协调
3.与相关科室人员业务关系的协调
五、绩效考核要点
1.医院和科室各项指令的执行情况
2.本岗位护理工作量、护理质量与工作效率,护理差错与护理事故发生情况和任务目标完成情况
3.本人的业务技术水平和服务能力,医生和护理人员的评价情况等
六、工作标准
1.遵守医院规章制度及操作规范,熟悉护理业务工作相关法律、法规和政策、条例,遵守考勤制度,履职考核达标
2.仪表端庄,着装规范,佩戴胸牌,符合礼仪服务规范
3.掌握各专业组的业务理论要求,独立上岗的护理人员具备执业资格,无违规行为发生
4.认真执行技术操作常规和查对制度,严格无菌操作,确保"0"医疗差错、事故及院内感染
5.积极配合医师完成介入检查、手术等工作,按要求正确采集各种标本
6.确保人员在位,密切配合医师完成手术,确保心脑血管介入手术绿色通道通畅
7.胜任本职工作,完成好岗位说明书各项职责任务,无投诉

第四章 专科护理技能规范

第一节 瞳孔观察的护理及考核标准

一、瞳孔观察的护理流程

（一）目的

通过对瞳孔的密切观察,对掌握颅内疾病的骤变有重要的意义,能及时了解病情,为尽早救治创造有利条件。

（二）准备用物

手电筒、卡尺

（三）操作前准备

操作者洗手,戴口罩,携用物至患者床旁。

（四）操作步骤

(1)查对、评估:查对床头卡、患者姓名、腕带信息。"1床,张涛您好! 我是护士XXX,请问您叫这个名字吗?"核对患者腕带信息。评估患者的病情、活动能力。让患者取半坐位,面向自然光源。

(2)向患者解释操作目的,以取得合作。"由于您的病情需要,根据医嘱,现在要观察您的瞳孔,也就是需要用手电筒,照射您的双眼,您只需平视,请勿眨眼,坚持一下就好。这个过程没有什么疼痛,只是双眼在电筒照射时,可能会有些不适。"

（3）用拇指和食指分开上下眼睑，露出眼球，仔细观察瞳孔的大小，形状，两侧是否对称，然后用手电筒检查瞳孔对光线刺激的反应。注意：进光需分别从左（右）眼外侧向瞳孔缓慢扫射。

（五）理论知识的掌握

1.正常瞳孔的描述

双侧瞳孔等大正圆，直径 2.0~5mm，对光反射灵敏。

2.瞳孔扩大和缩小的临床意义

（1）瞳孔缩小：见于虹膜炎、有机磷中毒、毒蕈中毒、毛果云香碱中毒、吗啡中毒、氯丙嗪中毒及 Horner 综合征。

（2）瞳孔扩大：见于青光眼、阿托品作用或中毒、眼外伤、颈交感神经受刺激、颅内病变如肿瘤或脑疝压迫动眼神经、脑外伤等。

（3）瞳孔形状不规则：虹膜粘连。

（4）两侧瞳孔扩大：可见于濒死状态者。

注意事项：观察瞳孔的同时，如发现异常情况及时通知医师进行处理。

二、瞳孔观察的护理考核标准

检查内容	检查要求与方法	分值	扣分
准备质量标准	1.仪表大方，举止端庄，服装符合礼仪标准	5	
	2.准备用物：卡尺、手电筒	5	
	3.洗手、戴口罩。洗手时间不少于 15 秒，每少一项扣 1 分，洗手时间不足扣 2 分	7	
	4.核对床头卡，本 – 卡 – 本	3	
	5.核对患者信息，两种方法	3	
	6.向受检者或家属说明检查方法，取得配合，解释不全，每少一项扣 1 分	7	

（待续）

（续表）

检查内容	检查要求与方法	分值	扣分
准备质量标准	7.用左(右)手拇、食指分开右(左)眼上下睑,对无上睑下垂的清醒受检者可让其睁眼平视	5	
	8.检查环境不符合标准,病室不明亮	3	
	9.测量瞳孔方法不正确	10	
	10.光源照瞳孔的手法、进光方向与位置不正确	15	
	11.整理床单位	3	
描述正常瞳孔	12.双侧瞳孔等大正圆	5	
	13.直径 2.5~4mm	3	
	14.对光反应灵敏	3	
	15.边缘整齐	3	
瞳孔扩大和缩小的临床意义	16.瞳孔缩小:见于虹膜炎、有机磷中毒、毒蕈中毒、毛果云香碱中毒、吗啡中毒、氯丙嗪中毒及 Horner 综合征	5	
	17.瞳孔扩大:见于青光眼、阿托品作用或中毒、眼外伤、颈交感神经受刺激、颅内病变如肿瘤或脑疝压迫动眼神经、脑外伤等	5	
	18.瞳孔形状不规则:见于虹膜粘连	5	
	19.两侧瞳孔扩大:见于濒死状态者	5	

第二节 肠内营养操作流程及考核标准

一、肠内营养操作流程

1.用物准备

一次性胃管包、20mL注射器 1 个、50mL注射器 1 个、无菌纱布方(8cm×10cm)5 片 / 包装、治疗巾(90cm×42cm)、压舌板 1 个、棉签 2 包、治疗碗 3 个、温度计、手电筒、橡皮筋、胶布、听诊器、手表、手消毒液、医嘱本、签字笔、污染垃圾桶、生活垃圾桶、利器盒。

2.操作者洗手

按六步洗手法。

3.检查用物

检查一次性物品的名称、规格、有效期、包装是否完好、挤压有无漏气(读出名称、失效期或有效期)。

4.推车至患者床旁

与床头呈"八"字型,距离为 40~50cm。

5.查对床头卡

查对床号、姓名。

6.与患者沟通,取得合作

(1)清醒患者:X 床张涛,您好,我是护士 XXX,由于您的病情需要,根据医嘱要给您留置胃管,我们会通过胃管给您注入营养物质和药物,帮助您早日恢复健康。在插管过程中会有一些不适,请您不用担心,我会很小心很仔细的。另外,很重要的一点是,在插管过程中请您配合我做吞咽动作,好吗?我还想了解一下,您的鼻腔以前做过手术、有过外伤吗?(请患者家属在病房外等候)

①有。让患者简单介绍一下病史。

②没有。护士准备下一步操作。

(2)昏迷患者:(与张涛家属沟通)您好!由于张涛的病情需要,根据医嘱要给他留置胃管,我们会通过胃管给他注入营养物质和药物,帮助他早日恢复健康。请您不必担心,我会很小心很仔细的,现在,请您在病房外等候,好吗?

7.协助患者采取合适体位

清醒患者:我来为您摇高床头,让您更舒服些。

昏迷患者:去枕。

8.暴露患者胸部

确定剑突位置,取垫巾铺于患者下颌处,取棉签清除鼻翼部污垢,取手电筒检查鼻腔情况,取棉签蘸清水清洁鼻腔。

9.打开胃包

将胃管包置于患者枕边,放入压舌板(清醒患者不用),打开无菌纱布包。

10.戴手套

11.取1片纱布放于胃包内

取石蜡油棉球润滑胃管前端。

12.测量胃管长度

并做标记。

13.再次与患者进行沟通

现在要给您插胃管了,请您放松!

14.沿选定鼻孔插入胃管

清醒患者:现在请您往下咽,再咽,就像吃东西一样,往下咽,深吸气,放松,再坚持一下,好的。

昏迷患者:另外一名护士协助将患者头部向后仰,插入10~15cm时将头部托起,使下颌靠近胸骨柄。如患者出现呛咳、呼吸困难、紫绀等情况,表示误入气管,应立即拔出;如患者出现恶心、插入不畅,应用压舌板检查胃管是否盘在口腔内。插入完毕,另一名护士协助将枕头放好。

15.插入完毕

脱手套。

16.确认胃管在胃内

有三种方法:①抽吸见胃液;②向胃管内注入 10mL 空气,同时将听诊器置于患者剑突下,可听见气过水声;③将胃管末端浸于水中,无气泡溢出,如有大量气泡溢出表示误入气管。

17.撤去胃管包,胶布固定

第一条粘于鼻翼处,第二条粘于患者插管同侧脸颊部,第三条写有时间的粘于最大刻度处。

18.测量鼻饲液的温度

38℃~40℃为宜。取温水冲洗胃管,注入鼻饲液,取 20~30mL 的温水冲洗胃管,再注入鼻饲液,注入过程应缓慢、匀速,每次注入量不得超过 200mL,间隔时间不少于两小时。饲毕,再注入 20mL 温开水冲洗胃管。

19.封闭胃管外口

反折胃管末端,用纱布包好,橡皮筋缠紧,固定在插管同侧。

20.收拾整理用物

盖被,整理好床单位。

21.洗手

22.再次核对后签名记录执行时间

23.操作后解释

张涛,胃管已经给您插好了,现在您的鼻咽部会有异物感和轻微的疼痛,但很快会适应的。平时要经常漱口,这样可以起到解渴和保持口腔清洁的作用。在插管期间您还要特别注意在下床活动前要将胃管放在上衣口袋里,或者我们也可以帮您用别针固定在衣服肩膀处,以防胃管脱出。另外,当您用力排便或打喷嚏时,像我这样用手轻压鼻翼处,以防胃管顺势滑出。我把呼叫器放在您枕边,有事请按铃,我也会随时过来看您的。

24.操作后观察

操作完毕,护士须在床边观察 5 分钟,30 分钟内不得进行翻身或其他操作,以免患者出现恶心、呕吐。

25.推车出病室

在护理记录单上记录留置胃管的时间及鼻饲液的名称、量。

二、肠内营养操作流程评分标准

项目	流程	评分标准	扣分
仪表	服装、鞋帽整洁、干净	未达要求扣1分	
	仪表大方、举止端庄(头发符合要求、不戴首饰)	未达要求扣1分	
	动作应轻稳	未达要求扣1分	
物品	1.用物准备	每少1项扣1分	
	2.洗手、戴口罩	未洗手、未戴口罩、未按6步洗手法洗手、洗手时超出无菌区域、洗手时间不足15秒,每错一项扣1分	
操作前准备	3.检查用物	检查一次性用物的名称、有效期、有无漏气,少一项扣1分	
	4.推车至病房	治疗车放置位置不合适,推车手法错误,各扣0.5分	
	5.查对床头卡	未核对床头卡、床号、姓名,各扣1分	
	6.与患者沟通(家属),取得合作	操作前,未与患者沟通,扣1分	
	7.采取合适体位	未采取合适体位,扣2分	
	8.暴露患者胸部	未暴露患者胸部,扣1分	
	9.寻找剑突位置	未寻找剑突位置,扣1分	
	10.取垫巾铺于患者下颌处	未铺垫巾,扣1分	

(待续)

（续表）

项目	流程	评分标准	扣分
操作前准备	11.与患者沟通,取棉签清洁患者鼻翼部污垢	清洁鼻翼前未与患者沟通、未清洁鼻翼,各扣1分	
	12.与患者沟通,取手电筒检查鼻腔情况	检查鼻腔前未与患者沟通、未检查鼻腔或检查不认真,各扣1分	
	13.与患者进行沟通,取棉签蘸清水清洁鼻腔	清洁鼻腔前未与患者沟通、未清洁鼻腔,各扣1分	
操作中	14.打开胃包	手触胃管包清洁区,扣1分	
	15.将胃管包置于患者枕边	未将胃管包置于患者枕边,扣1分	
	16.放入压舌板	未将压舌板放入胃管包内,扣1分	
	17.打开无菌纱布方,备用	未提前准备无菌纱布方,扣1分	
	18.戴手套	未戴手套,或戴手套污染清洁面,各扣1分	
	19.取一片纱布置于胃管包内	未放纱布于胃管包内,扣1分	
	20.取石蜡油棉球润滑胃管前端	未润滑胃管前端或润滑不充分,各扣1分	
	21.与患者进行沟通,测量胃管长度	测量胃管长度前,未与患者沟通、未测量胃管长度或测量胃管方法不正确,各扣1分	
	22.再次与患者进行沟通	插管前未再次与患者沟通,扣1分	
	23.沿选定鼻孔插入胃管	插入过程中未嘱患者做吞咽动作,扣3分,插管方法不正确,扣5分	
	24.插入完毕,脱手套	插管后未脱手套或脱手套时污染,各扣1分	
	25.确定胃管在胃内	检查胃管在胃内方法不正确或少一项,各扣1分	

（待续）

项目	流程	评分标准	扣分
操作中	26.撤去胃管包	未撤胃管包、垃圾外溢,各扣1分	
	27.胶布固定	未固定胃管或固定不牢,各扣2分	
	28.测量鼻饲液的温度	未测量温开水和鼻饲液的温度,各扣2分	
	29.取温水冲洗胃管,注入鼻饲液	鼻饲前后未用温水脉冲式冲洗胃管,注入鼻饲液过快、量过多,各扣5分	
	30.封闭胃管外口,反折胃管末端,用纱布包好,橡皮筋缠紧,固定在插管同侧	未封闭胃管外口、未用纱布包好,各扣1分	
操作后	31.收拾整理好用物,盖被,整理好床单位	用过的物品放置无序、未整理床单位,每错一项扣1分	
	32.洗手	操作后未洗手,扣1分	
	33.再次核对后签名,记录执行时间	操作后未再次核对、未签字,少一项扣1分	
	34.操作后解释	操作后未向患者(家属)解释,扣1分	
	35.操作后观察	操作后未在患者床旁观察,扣2分	
	36.推车出病室,在护理记录单上记录留置胃管的时间,鼻饲液的名称及量	未在护理记录单上记录留置胃管的时间、鼻饲液的名称及量,扣1分	
满分	100分		

第三节 肺部护理操作流程及考核标准

一、肺部护理操作流程

(一)评估

1.了解患者呼吸系统疾病史及适应证。

2.评估患者呼吸形态以作为基本数据。

3.听诊肺部以确立痰液积聚部位。

4.了解患者及家属意愿、认知和执行能力。

(二)解释

向患者和家属解释操作目的和过程。

(三)准备

1.用物准备

听诊器一支、枕头数个、弯盆一个或卫生纸数张。

2.操作者准备

洗手。

(四)操作

(1)听诊肺部痰液积聚状况(肺尖自锁骨内侧 1/3 段上方 2～3cm 处,肺底锁骨中线与第 6 肋相交,在腋中线与第 8 肋相交,在脊柱旁终于第 10 胸椎棘突平面)。

(2)依据痰液积聚部位,协助个案采取适当引流姿势并予枕头适当支托。

(3)在患者下颌处放置弯盆或卫生纸。

(4)将五指并拢向掌心弯曲呈空心拳,从第一腰椎开始,由下向上,沿腋中线与肋弓交点由外向内。

(5)双手交替快速拍打,持续 10~15 分钟,拍打频率 60 次/分,拍打力度根据患者的胸壁厚度及患者能耐受为准。

(6)鼓励患者深呼吸、咳嗽,需要时并予吸痰。

(7)协助患者清除痰液,必要时行口腔护理。

(8)更换其他引流姿势重复步骤 2~5。

(9)协助个案正常卧床摆位并休息。

(五)洗手记录

记录患者操作前后呼吸音之改变及分泌物清除状况和呼吸形态变化,以及患者反应和家属态度。

二、肺部护理操作流程考核标准

项目	实施要点	评分标准	扣分
准备质量标准	1.衣帽整洁,戴口罩,洗手,佩戴胸牌	每项不合格扣 1 分	
	2.评估患者自理能力,合作程度	评估不全一处扣 1 分	
	3.用物及环境:听诊器,垫枕,环境安静整洁,室温适宜	用物缺一项扣 1 分,环境不符合要求扣 2 分	
流程质量标准	4.核对姓名、床号	未核对一项扣 2 分	
	5.告知患者(或家属)目的,做好准备,以取得合作	解释不充分扣 3 分,解释不好扣 2 分,未取得患者配合扣 2 分	
	6.评估患者的病情,听诊肺部呼吸音,确定痰液明显区域	一处不符合要求扣 2 分	
	7.一人协助翻身:患者仰卧,两手放于腹部,两腿屈曲,先将患者两下肢移向护士一侧的床缘,再将患者肩部外移,一手扶肩,一手扶膝,将患者推向对侧,使患者背向护士,用枕头将患者背部及肢体垫好	每项不合格扣 2 分	

(待续)

（续表）

项目	实施要点	评分标准	扣分
流程质量标准	8.叩背:将五指拼拢向掌心弯曲呈空心拳,双手交替快速拍打,从下至上,从外向内,背部从第10肋间隙,胸部从第6间隙开始向上叩击至肩部,叩背前,充分进行雾化吸入	操作顺序及方法不正确一项扣2分	
	9.鼓励患者咳痰,护士可根据病情给予协助	未做到一项扣4分	
	10.听诊评估排痰效果	未听诊及评估一项扣2分	
	11.妥善清理用物,整理床单位,洗手	未做到一项扣2分	
终末质量标准	12.患者(或家属)能够知晓护士告知的事项,对服务满意	不符合要求一项扣3分	
	13.卧位正确,患者舒适,有效消除痰液,保持呼吸道通畅	不符合要求一项扣1分	
	14.方法正确,动作熟练,符合操作要求	评估全过程,酌情扣1~5分	
满分	100分		

第四节 气管切开的护理操作流程及考核标准

一、气管切开的护理操作流程

1.目的

气管内套定时更换,防止痰液血块阻塞,清除气管切开处渗血、渗液及气管外溢的分泌物,保持气管切开处清洁干燥,预防感染。

2.物品准备

一次性拆线包1个、无黏性泡沫敷料10cm×10cm、无菌纱布

1 包、棉球两包、备用气管套管内套、无菌手套两副、手消毒液、75%酒精(乙醇)、0.9%氯化钠注射液 1 袋、治疗巾、污染垃圾桶、生活垃圾桶。

3.评估

患者的病情、意识状态、呼吸、血氧饱和度、合作程度、痰液的黏稠度和量。

(1)气管切开伤口渗血较多时应及时更换敷料。

(2)痰液黏稠者可雾化吸入以稀释痰液。

4.准备

操作者洗手、戴口罩。

5.检查用物

检查一次性物品的名称、规格、有效期、包装是否完好、挤压有无漏气。

6.推车至患者床旁

与床头呈"八"字形,距离为 40~50cm。

7.查对床头卡

查对:床号、姓名。与患者沟通,取得合作。

清醒患者:X 床张涛,您好,我是护士 XX,由于气管内套定时更换,防止痰液血块阻塞及感染,保持气管切开处清洁,需要给您更换气管切开处敷料,在更换过程中会有呛咳不适时,您尽管咳嗽,请您不用担心,我会很小心很仔细的。

8.协助患者取舒适体位

患者半坐卧位、去枕或后仰位。

9.垫无菌治疗巾于气管切开处下

10.吸痰

先吸气道再吸口鼻腔的痰液。

11.戴手套,取出内套

把内套缺口旋至外套固定点,顺套管弧度方向取出。

12.更换内套

将消毒好的另一内套用 0.9%氯化钠溶液冲洗后,放回气道套管内。

13.清洗内套

将患者更换取出的内套清洗后消毒备用。

14.揭开旧敷料,脱手套

15.再次洗手,戴手套

16.打开一次性拆线包 1 个、无黏性泡沫敷料、棉球,用一次性无菌剪剪开泡沫敷料

17.用 0.9%氯化钠溶液清洗后再用酒精棉球消毒伤口周围的皮肤和套管翼

18.将非黏性敷料覆盖气管切开伤口

19.单层湿纱布盖住气管套管口

20.检查气管套管固定是否妥善

21.整理

患者体位舒适,用物分类放置。

22.洗手

23.操作后解释

张涛,敷料和气管套管已经为您更换好了,你感觉舒服了吧,如您出现渗血、渗液及痰液多时,请您及时按铃,我把呼叫器放在您枕边,有事请按铃,我也会随时过来看您的。

24.操作后观察

操作完毕,护士须在床边观察 3~5 分钟,观察患者的呼吸、血氧饱和度、痰液颜色性质和量,套管是否通畅。

25.推车出病室

在护理记录单上记录气管切开伤口情况。

二、气管切开的护理流程考核标准

项目	操作要点	评分标准	扣分
仪表	1.服装、鞋帽整洁、干净	未达要求扣 1 分	
	2.仪表大方、举止端庄(头发符合要求、不戴首饰)	未达要求扣 1 分	
	3.动作应轻稳	未达要求扣 1 分	
物品	1.物品准备	每少 1 项扣 1 分	
操作前准备	2.洗手、戴口罩	未洗手、未戴口罩、未按 6 步洗手法洗手、洗手时超出无菌区域、洗手时间不足 1 5 秒,每错一项扣 3 分	
	3.检查用物	检查一次性用物的名称、有效期、有无漏气,少一项扣 1 分	
	4.推车至病房	治疗车放置位置不合适,推车手法错误,各扣 2 分	
	5.查对床头卡	未核对床头卡、床号、姓名,各扣 2 分	
	6.与患者沟通(家属),取得合作	操作前,未与患者沟通,扣 2 分	
	7.采取合适体位	未采取合适体位,扣 2 分	
操作步骤	8.垫治疗巾于气管切开处	未执行,扣 2 分	
	9.吸痰,先吸气道再吸口鼻腔的痰液	未吸痰,扣 2 分	
		痰液未吸尽,扣 2 分	
		违反无菌操作,扣 3 分	
	10.戴手套、取内套管	未戴手套,扣 3 分	
		取内套管动作不轻柔,扣 5 分	
	11.更换内套管	不熟练,扣 2 分	
	12.清洗内套管	清洗不干净,扣 3 分	

(待续)

（续表）

项目	操作要点	评分标准	扣分
操作步骤	13.揭开旧敷料	未执行,扣3分	
	14.再次洗手、戴手套	未洗手、戴手套或戴手套违反无菌原则,扣2分	
	15.消毒气管切开伤口	消毒不规范,违反无菌原则,扣5分	
	16.更换敷料,动作轻柔、敷料整洁	未达标准,扣2分	
	17.检查气管套管固定	未检查,扣1分	
操作后	18.收拾整理好用物,盖被,整理好床单位	用过的物品放置无序、未整理床单位,每错一项扣1分	
	19.洗手	操作后未洗手,扣2分	
	20.操作后解释	操作后未向患者(家属)解释,扣2分	
	21.操作后观察	操作后未在患者床旁观察,扣2分	
满分	100分		

第五节 安全型静脉留置针的穿刺技术及考核标准

一、安全型静脉留置针的穿刺技术

(一)操作前准备

1.报告,进行评估,评估内容

(1)患者病情。

(2)治疗方案:疗程、用药方案。

(3)药物性质:药物的 pH 值、药物的渗透压值、是否为腐蚀性药物、输注时间及速度等。

(4)局部的皮肤及血管情况。

2.洗手、戴口罩

3.用物准备

输液器、两个不同型号静脉留置针、正压接头、无菌透明敷料、液体、治疗巾、止血带、胶布、棉签、消毒液、手消毒液、清洁手套、弯盘、生活垃圾桶、污染垃圾桶、利器盒、笔、手表、输液卡、治疗单。

4.核对、检查药物及物品

核对药名、浓度、剂量;检查药液有效期及质量:有无沉淀,混浊、絮状物、变色等不能使用的情况。物品名称、规格、有效期,物品均在有效期内。

5.请第二人查对

查对药名、浓度、剂量。

(二)核对信息

1.推治疗车至床尾,确认患者

治疗单与患者核对,患者自述姓名、腕带信息与治疗单一致。

2.与患者沟通

您好,我是护士XXX,请问您叫什么名字? 根据医嘱从今天开始您需要每天输液, 为保护您的血管并保证液体顺利输入,您需要使用留置针,请问您需要去卫生间吗? 您准备输哪只手?

3.推车至床旁,与床头呈"八"字形

(三)选择血管

首选前臂/手背静脉,粗直、弹性好、血流丰富,避开关节和静脉瓣。准备输液架。

(四)核对医嘱

治疗单与液体核对,挂液体,排气,对光查气泡。

(五)消毒

给患者取舒适体位,第1遍,消毒面积8cm×8cm,待干。

(六)选择留置针

满足患者输液治疗的前提下选择最短、最小型号的留置针。

(七)准备

打开无菌敷料,打开输液接头,打开留置针。

(八)再次消毒

第2遍消毒,面积稍小于第1遍。

(九)止血带

扎止血带,穿刺点上方10cm处扎止血带,松紧度适宜,放入两横指,时间不超过2分钟。

(十)第二次排气

留置针针芯松动,连接输液器,去除针头保护帽,左手拇指和食指握住透明三通,右手持针翼,左右松动针芯,确定针尖斜面向上,第二次排气,查气泡。

(十一)穿刺

(1)绷紧皮肤,穿刺点在消毒范围内1/2或2/3处,持针翼以15°~30°直刺静脉,进针速度慢。

(2)送导管,右手固定针柄,左手拇指、食指持透明三通送留置导管入血管内。

(3)松止血带,松拳,松止血带,打开输液调节器。

(十二)撤针芯

左手固定透明三通,右手持针柄向后撤针芯,将针芯至安全保护组件内,向右旋动,将其卸下,丢入废物收集箱内。

(十三)固定

以穿刺点为中心,贴无菌透明敷料,将标记条贴在透明三通处,透明敷料要将白色隔离塞完全覆盖,肝素帽高于导管尖端,延长管成 U 形固定, 且与血管平行,Y 形接口向外不能压迫血管,用胶布固定。

(十四)调节滴速

(十五)操作后

(1)撤止血带、治疗巾,整理用物,洗手。

(2)核对医嘱、签名、挂输液卡。

(3)患者健康教育:XX,留置针已经为您留置好了,您现在输的液体是 XXX,现在的滴数是每分钟 XX 滴,大约 XX 时间输完。为保证治疗的顺利进行,请您自己不要随意调节滴速。如果您在输液过程中,感觉到穿刺部位疼痛、液体不滴、胸闷、皮肤发痒等不适症状,请您及时按铃。我把呼叫器放在您枕边,有事请按铃,我也会随时观察您的输液情况。请问我还能为您做些什么?

(4)推车出病室,报告操作完毕。

二、安全型静脉留置针的穿刺技术考核标准(威高洁瑞修订版)

步骤	项目	扣分标准	扣分	得分
1	仪容仪表	服装、鞋帽整洁、干净,头发符合要求,不戴首饰,不符合扣 1 分		
2	操作前准备	未进行评估扣 2 分,评估内容不全,少一项扣 0.5 分		
		物品准备不齐全,扣 1 分		
		洗手、戴口罩,洗手不少于 15 秒,少一项扣 1 分		
		未检查物品,未对光检查,操作前后未三查七对,少一项扣 1 分		
3	核对信息	未核对或核对方法不正确,扣 1 分		
		未与患者沟通,扣 1 分		

（待续）

（续表）

步骤	项目	扣分标准	扣分	得分
4	选择血管	未选血管,未移动输液杆,各扣1分		
		选择血管位置不正确,扣1分		
5	核对医嘱	未核对医嘱,扣1分		
		第一次排气不成功（含弹气泡）,扣2分;输液器刺入瓶内污染,扣2分;排气未查气泡,扣1分		
6	第一次消毒	未给患者采取舒适体位,操作范围不够大,扣1分		
		穿刺部位皮肤消毒面积小于8cm×8cm,扣2分		
		跨越无菌区,扣2分		
7	选择留置针	未选择合适留置针,扣2分		
8	准备无菌敷料	未准备或书写内容不全,扣1分		
	准备输液接头	未准备,扣1分;接头污染,扣2分		
	准备留置针	未准备,扣1分;留置针污染,扣2分		
9	第二次消毒	消毒面积不符合要求,扣2分		
		跨越无菌区,扣2分		
10	扎止血带	扎止血带位置不正确,扣1分		
		止血带污染已消毒后皮肤、跨越无菌区,各扣2分		
		扎止血带时间超过2分钟,扣2分		
11	松动针芯	输液器与输液接头连接不紧密,扣1分		
		连接接头、留置针污染,各扣2分		
		持留置针手法不正确,扣2分		
		未旋转松动针芯或方法不正确,扣1分		
12	穿刺	排气未查气泡,扣1分		
		未绷紧皮肤、持针手法、进针角度不正确,一项扣2分		
		一次穿刺不成功,扣10分		
		气泡进入血管内,扣5分		

（待续）

（续表）

步骤	项目	扣分标准	扣分	得分
13	送导管	送导管手法不正确,扣2分		
		留置针未完全送入血管,扣2分		
14	松止血带	穿刺前扎止血带未嘱患者握拳、穿刺后未松止血带、未嘱患者松拳,少一项扣0.5分		
15	撤针芯	撤针芯方法不正确,扣2分		
16	固定	胶布固定不牢、敷料粘贴不正确,一项扣1分		
		标记条位置不正确,扣1分		
		肝素帽的高度、Y形接头的位置不正确,一项扣1分		
17	调节滴速	未数滴数或滴数相差5滴,一项扣1分		
	操作后	未收拾用物、垃圾分类不正确,一项扣1分		
		未洗手,扣1分		
18		操作后未查对,未签名,未挂输液卡,一项扣1分		
		操作后未健康教育或教育不完整,扣1分		
19	时间	总时间小于10分钟,超时扣2分		
满分	100分			

第六节　脑室引流管的护理流程及考核标准

一、脑室引流管的护理流程

(一)评估

核对医嘱。准备评估的用物:电筒,治疗盘。观察患者意识、瞳孔以及引流液的性质、颜色、量。

（二）操作前准备

洗手，戴口罩。

用物准备：治疗车、无菌治疗盘、新引流袋、换药碗两个、纱布1包、无菌治疗巾1个、棉签、安尔碘、量尺、弯盘、无齿血管钳、无菌手套。

（三）操作

查对：医嘱本核对床头卡（本 - 卡 - 本），治疗车与床头呈"八"字形。

解释："1床（阿姨或叔叔等等）您好，我是护士XXX，请问您叫什么名字？（核对患者腕带信息）根据您的病情需要，根据无菌原则，现在要为您更换脑室引流袋。在更换引流袋的过程中，请您保持现有体位，不要动，以免引流管脱出。"

移床位，用无齿血管钳夹住近端，消毒引流管接口处（由接口向上和向下消毒）。

打开包着引流管接口处的无菌纱布，戴无菌手套，铺治疗巾于管下，消毒接口，由近及远，断开，再次消毒引流管周围，接新引流袋。

撤治疗巾，脱手套，测量引流管最高点位置，距侧脑室平面上10~15cm，做好标识，固定，松开止血钳，观察引流情况，在引流袋上注明更换时间及引流部位。

再次查对，协助取舒适体位，整理床单位。

（四）操作后，收拾用物

操作后解释："张涛，这项操作已经完成了，请您注意翻身活动的时候，动作缓慢，并注意避开引流管，以免将引流管拔出。请勿随意调节引流管的高度，如果感觉头疼请及时呼叫我们，我也会随时来看您的。"

洗手,记录时间、引流液的性质、颜色及量。

二、脑室引流管的护理考核标准

序号	考核内容	基础分值	扣分标准	扣分
1	仪容仪表	5	服装、鞋帽整洁、干净,未达要求扣1分	
			仪表大方、举止端庄(头发符合要求、不戴首饰),未达要求扣1分	
			推车时身体自然挺拔,目光平视,推车速度均匀,与车身保持适度距离,未达要求扣1分	
2	评估	10	未核对医嘱扣1分	
			准备评估的用物少一项,扣1分	
			评估内容少一项,扣1分	
3	操作前准备	20	未洗手、戴口罩、未按6步洗手法洗手、洗手时超出无菌区域、洗手时间不得少于15秒,错一项扣1分	
			物品准备齐全,少一项扣2分	
4	操作中	50	未核对床头卡、床号、姓名、操作前未做解释,少一项扣1分	
			治疗车未与床头呈"八"字形,扣1分	
			未向患者解释,或解释不全扣2分	
			未用血管钳夹住近端,未消毒引流管接口处或手法不正确,各扣5分	
			取、戴手套方法不正确,污染手套扣2分	
			未铺治疗巾于管下扣2分,消毒2次,少一次或污染一次各扣5分	

(待续)

（续表）

序号	考核内容	基础分值	扣分标准	扣分
4	操作中	50	撤治疗巾,脱手套少一项扣5分	
			测量固定,松开止血钳、标注标识少一项扣5分	
			未整理床单位和衣物,每错一项扣1分	
5	操作后	15	操作后未洗手,扣3分	
			操作后解释,未向患者解释,或解释不全扣2分	
			操作后未做解释,少一项扣2分	
			未按程序操作,每次扣2分	
合计		100		
备注			1.按规定要求着装 2.参考者报告"准备完毕",并处于立正待操作状态,下达"开始"口令起操作,至参考者报告"操作完毕"结束	

第七节 心电监护仪操作流程及考核标准

一、心电监护仪操作流程

(一)评估

(1)核对医嘱。

(2)准备评估的用物:电筒,治疗盘。

(3)观察患者意识、瞳孔。

(二)操作前准备

(1)洗手,戴口罩。

(2)用物准备:治疗盘,电极片5个,固定胶布1条。

(3)告知患者及家属;查对;医嘱本核对床头卡(本－卡－本)。

"1床(阿姨或叔叔等)您好,我是护士XXX,请问您叫什么名字?(核对患者腕带信息)根据您的病情需要,现在要为您心电监护,在监护过程中,请您不要随意拆除电极片,以免影响监护结果;避免拉扯导线,以免被仪器砸伤。如有异常请您及时按铃,我也会随时过来看您的。"

(三)操作流程

1.开机

接通电源,打开电源开关。

2.连接

将各导联线与监护仪相应接口连接。

3.安放电极片的位置

RA(白色)电极:右锁骨下,靠近右肩。LA(黑色)电极:左锁骨下,靠近左肩。LL(红色)电极:左下腹。RL(绿色)电极:右下腹。V(棕色)电极:胸骨相应位置。

4.安放电极片的要求

(1)安放电极前清洁皮肤。

(2)电极必须牢固紧贴皮肤。

(3)RESP 的监护是依靠 RA 和 LL 两个电极两端的电压差变化而测得的呼吸波形,故电极贴放的位置很重要。

5.缠绕血压计袖带

(1)选择合适的袖带。

(2)连接血压袖带和监护仪的充气管应保证通畅。

(3)袖带缠绕位置适当,保证记号正好位于肱动脉之上(肘横纹上 10cm);松紧度适宜。

(4)测压的肢体应与患者心脏处于同一水平位置。

(5)不要在有静脉输液或插导管的肢体上安装袖带。

6.安放血氧饱和度探头

(1)不要在同一肢体上同时进行 SpO_2 和 NIBP 的测量。

(2)不要长时间在同一部位测量。

(3)确保指甲遮住光线。

(4)探头电线应沿手背固定。

7.使用心电监护仪时的主要观察指标

(1)定时观察并记录心率和心律、血压、呼吸、血氧饱和度。

(2)观察是否有 P 波,P 波的形态、高度和宽度。

(3)观察 P-R 间期、Q-T 间期。

(4)观察 QRS 波形、T 波形态是否正常,注意有无异常波形出现。

(四)操作后

(1)整理用物,将导联线顺势盘绕,妥善固定。

(2)告知患者及家属注意事项。

(3)观察、洗手、记录时间并签名。

二、心电监护仪使用的考核标准

项目	操作要点	扣分标准	扣分
护士礼仪	服装、鞋帽整洁、干净	未达标准扣 1 分	
	仪表大方、举止端庄、不戴首饰	未达标准扣 1 分	
	语言柔和恰当、态度和蔼可亲	不符合要求各扣 1 分	
	物品准备齐全:治疗盘,电极片 5 个	未达标准扣 2 分	
操作前准备	洗手、戴口罩:按 6 步洗手法洗手、洗手时不超出无菌区域、洗手时间不少于 15 秒、洗手液不外滴	未达标准扣 2 分	
	检查用物使用状态:检查操作用物的名称、规格、有效期、包装完好状态	每项扣 1 分	

(待续)

项目	操作要点	扣分标准	扣分
操作中	未查对（治疗本、床头卡、床号、姓名），查对不认真	每项扣1分	
	语气平和温暖，沟通到位、明了	未达标准扣2分	
	接通电源，打开电源开关	不正确扣2分	
	将各导联线与监护仪相应接口连接	连接不正确，每次扣2分	
	安放电极片在正确位置，RA（白色）电极：右锁骨下，靠近右肩。LA（黑色）电极：左锁骨下，靠近左肩。LL（红色）电极：左下腹。RL（绿色）电极：右下腹。V（棕色）电极：胸骨相应位置	位置不正确，每项扣2分	
	安放电极片的要求：安放电极前清洁皮肤；电极必须牢固紧贴皮肤；RESP的监护是依靠RA和LL两个电极两端的电压差变化而测得的呼吸波形，故电极贴放的位置很重要	未按要求，每项扣2分	
	缠绕血压计袖带，选择合适的袖带；连接血压袖带和监护仪的充气管应保证通畅；袖带缠绕位置适当，保证记号正好位于肱动脉之上（肘横纹上10cm）；松紧度适宜；测压的肢体应与患者心脏处于同一水平位置；不要在有静脉输液或插导管的肢体上安装袖带	不符合要求，每项扣2分	
	安放血氧饱和度探头，不要在同一肢体上同时进行SpO$_2$和NIBP的测量；不要长时间在同一部位测量；确保指甲遮住光线	未达标准，扣2分	
	使用心电监护仪时的主要观察指标	遗漏一项扣2分	
操作后	收拾整理好用物，盖被，整理好床单位	少一项扣1分	
	操作后未洗手	扣2分	
	未按程序操作	每项扣1分	

第八节 注射泵操作流程与考核标准

一、注射泵操作流程

(一)目的

适用于须严格控制输入液量和药量时,如使用升压药物、抗心律失常药物、婴幼儿静脉输液和静脉麻醉。使用微量注射泵能准确控制药物输入速度,使药物浓度均匀、用量准确并安全地进入患者体内发生作用。

(二)操作前准备

1.用物

治疗车、注射泵、输液架、医嘱、输液卡或注射卡、无菌盘内放置按医嘱准备好药液的注射器(注射器上标注药名、浓度、输注速度及时间)注射盘、延长管。

2.护士

按要求着装,洗手,戴口罩。

3.患者

排尿、便后,取舒适卧位。

4.环境

清洁、光线明亮。

(三)操作程序

(1)双人核对医嘱并确认。

(2)评估。

①评估微量注射泵的类型、性能、预防性维护情况;②评估患者用药情况(了解既往用药史、过敏史)和药物配伍禁忌;③评估

患者合作程度。

(3)洗手,戴口罩。

(4)推车入病室,与床头呈"八"字,再次核对,并解释。

"张涛您好,我是护士XX,由于您现在病情需要,根据医嘱要为您用XX,注射泵泵入能使药物流速更快更精确,在泵入过程中您不能随便活动,请您配合好吗?"

(5)将注射泵放置在输液架合适的位置并固定,接通电源。

(6)正确安装

①将抽吸好药液的注射器与延长管连接并排气;②将注射器正确固定于微泵槽内;③调整到所需速度;④按"快速"键,确认管路通畅。

(7)将延长管与患者静脉通道连接。

(8)按"开始"键,开始输注。

(9)用物整理,垃圾分类处理。

(10)告知患者或家属药液注射完毕的报警提示及注意事项。

"张涛,药物已经为您连接好了,您不能随意活动,以免影响药物输注,在泵入过程中如正管路中有气泡、堵塞、低电压、管路脱落、药液输尽时射泵都会报警属于正常现象,请您及时呼叫我们,我把呼叫器放在您枕边,我也会随时过来看您的,您好好休息!"

(11)洗手、推车出病室。

【注意事项】

(1)须避光的药液,应用避光注射器抽取药液,并使用避光延长管。

(2)应用开放式核对患者姓名。

(3)正确设定输液速度及其他必需参数,防止设定错误延误治疗。

(4)注意观察穿刺部位皮肤情况,防止发生液体外渗,出现外渗及时给予相应处理。

(5)护士随时查看注射泵的工作状态,及时排除报警故障,防止液体输注的失控;使用中,如须更改输液速度,则先按停止键,重新设置后再按启动键;更换药液时,应暂停输注,更换完毕复查无误后,再按启动键。

(6)持续使用时,每24小时更换注射器及延长管,注射泵应定期维护。

二、注射泵操作流程考核标准

项目	操作规程	分值	评分标准	扣分	得分
操作前准备 20 分	护士准备:着装整洁,洗手、戴口罩帽子	5	一项未做到扣2分,未洗手扣3分		
	评估患者:了解患者病情,评估患者的穿刺部位皮肤、血管情况、脱水类型、心肺功能、自理能力及合作程度;是否排尿或排便	5	未评估扣5分,评估缺一项扣1分		
	用物准备:微泵、治疗盘、注射器、输液泵泵管、消毒治疗巾、输注药液(遵医嘱)、输液卡、固定支架、电源插座	8	用物每缺一项扣1分		
	环境准备:清洁、安静	2	环境不符合要求扣2分		
	核对医嘱	10	未核对医嘱扣5分		
	连接注射器与输液泵泵管,排尽空气,将注射器及其连接管放在无菌治疗盘内	5	注射器内有气泡扣3分,放置不当扣2分		

(待续)

（续表）

项目	操作规程	分值	评分标准	扣分	得分
操作方法与流程60分	携用物至病床旁，核对解释取得合作，告知患者输入药物的名称，安全放置输液泵	8	未解释扣2分，输液泵放置不当扣2分，注射泵放置不当扣2分		
	接上电源，打开注射泵开关，将注射器安装在微泵上	5	注射器与微量泵未连接好扣3分		
	遵医嘱设置输液速度，再次检查有无气泡	8	速度设置不正确扣8分，有气泡扣3分		
	将延长管与患者的静脉通路连接（如无静脉通路，则重新建立），按"启动"按钮，开始输注	7	连接不熟练扣1分		
	再次核对，观察机器运行情况	6	未核对／未观察扣1分		
	协助患者取舒适卧位，交待注意事项及用药目的	6	未交代扣1分		
	整理床单位及用物，洗手，记录	5	用物处理不符合要求一处扣3分，未记录／记录不全面扣2分		
效果评价20分	操作熟练、方法正确	5	操作方法不正确扣5分		
	严格无菌技术操作和查对制度	5	无菌观念不强，查对不严扣5分		
	输液速度设置准确	10	输液速度不准确扣10分		

第九节 压力性损伤风险评估及上报流程

一、评分对象

所有入院患者都要检查皮肤有无压力性损伤,高龄、体弱、极度消瘦、高度水肿、大小便失禁、重要器官功能衰竭、昏迷、脑血管意外急性期、强迫体位如偏瘫、高位截瘫、骨盆骨折均属于高危人群。

二、评分方法

主要的 Braden 评分表及营养评分表,Braden 评分分值范围6~23 分,分值越低,患者发生压力性损伤的危险性越高。此分值分为三档:

Ⅰ档>18 分,护理人员定期皮肤检查。

Ⅱ档 14~18 分,翻身 + 皮肤检查。

Ⅲ档≤13 分,翻身 + 压力性损伤护理垫使用 + 皮肤检查,再进行营养评估,如果评分同时≤18 分提示患者极易发生压疮,应上报护理部,病情变化随时评分。

患者入院、转入或者住院时发生压力性损伤,应同时评估Braden 评分表及营养评分表,并上报护理部。

三、上报流程

患者入院或转入责任护士首先进行评估是否压力性损伤高危人群或压疮带入。

属于高危人群或压疮带入患者, 登录 OA 系统评 Braden 评分表和营养评分表。

上报科室危重病组长和护士长核实。

压疮风险评估表一式两份打印签字,并给予患者及家属相关知识健康教育,患者或家属知情同意并签字,一份放入病历,一份上交护理部备案。

第十节　预防跌倒／坠床风险评估流程

一、评估对象

所有入院患者年龄≥18岁都要进行跌倒／坠床风险评估。

二、评分方法

根据武警总医院住院跌倒／坠床高危患者评估表评分,评估表总分为15分,评分达到3分为轻度高危,4~6分为中度高危,7分以上为重度高危。

三、要求

7分以上者24小时内上报护理部,床尾左侧悬挂警示标识,评分7分以下的轻、中度高危患者评估后科室留档,建议悬挂警示标识,防跌倒标识和防坠床标识不能同时悬挂。

四、流程

根据危险因素评估患者跌倒／坠床高危程度→填写评估表→履行告知、健康教育→悬挂警示标识→上报科室及护理部。

第十一节　导管滑脱风险评估流程

一、评估对象

凡入院、转入、手术后或临时留置的各种引流管道的患者,例如:尿管、胃管、CVC、PICC、气管插管／切开、各专科管道。

二、评分方法

根据武警总医院导管滑脱风险评估表评分,合计评分≤8分为Ⅰ度,合计评分9~12分为Ⅱ度,合计评分≥13分为Ⅲ度。

三、要求

Ⅰ度风险:悬挂警示牌,进行预防导管滑脱健康教育,主动告知导管滑脱的注意事项,固定导管保持通畅,加强巡视,班班床旁交接,每周评估一次,情况变化时随时评估。

Ⅱ度风险:悬挂警示牌,进行预防导管滑脱健康教育,主动告知导管滑脱的注意事项,固定导管保持通畅,并有导管标识,必要时按要求使用约束带,加强巡视,班班床旁交接,每天评估一次。

Ⅲ度风险:悬挂警示牌,进行预防导管滑脱健康教育,主动告知导管滑脱的注意事项,固定导管保持通畅,加强巡视,班班床旁交接,每班评估一次,制订脱管预案。

第十二节 颅内压增高的观察要点

正常人颅腔是由脑组织、脑脊液、血液这三种基本上不可压缩的成分组成,其中任何一种成分的增加都可能快导致颅内压增高。颅内压增高是神经外科常见综合征,重要的护理工作就是严密观察病情,以发现颅内压增高的征兆,并尽力减少致颅内压增高的各种因素。

一、主要观察要点

1.严密观察意识、瞳孔变化

意识、瞳孔变化往往早于生命体征的变化,患者入院后无论有无意识障碍,应经常呼唤其姓名,观察反应程度,若患者意识障碍加深,提示有颅内压增高或脑疝的可能,应立即报告医生做相应处理。

正常瞳孔直径 2~5mm,等大等圆,对光反射灵敏,如瞳孔大小不等对光反射迟钝,或瞳孔中等散大对光反射迟钝,提示颅高压严重,特别是一侧瞳孔进行散大,对光反射迟钝或消失,是脑疝早期症状,应紧急脱水治疗或做相应处理。

2.观察头痛、呕吐症状

由于患者颅内压增高,均有不同程度头痛及呕吐症状,对于头痛症状剧烈,颈项强直,呕吐频繁者尤其应密切观察意识、瞳孔变化,并加强脱水治疗,以降低颅内压防止脑疝。

3.观察生命体征

生命体征的观察是判断病情变化的重要依据之一,要定时测量,并做好详细记录,不规则的呼吸类型是颅内压增高的特征,血压进行性升高,脉搏慢而有力,常是颅内压增高所致,但当血压升高到一定程度不能保证脑组织血液供应时,便迅速下降,脉搏变得不规则,细弱而快。

4.观察脑疝的先兆症状

观察期间出现躁动不安者,应提高警惕,可能是颅内压增高或脑疝预兆,我们应该观察躁动的原因。

第五章 专科疾病护理流程

第一节 全脑血管造影护理流程

项目	第1天(手术前一天)	第2天(手术当天)	第3天(出院)
宣教	1.填写入院评估单 2.入院介绍:环境、科室主任、护士长、主管医生、责任护士,告知住院规章制度及病区设施的使用 3.卫生处置:更换病号服,修剪指(趾)甲,剃胡须,会阴部备皮 4.饮食告知:术前禁食水4~6小时	1. 训练患者床上大小便必要时留置导尿管 2.术后局部沙袋压迫6小时,肢体制动12小时,卧床24小时 3.术后低盐、低脂、易消化饮食,多饮水,以利于造影剂排出	1.饮食告知:低盐、低脂、清淡易消化饮食 2.敷料撤除时间
监测与评估	1.T、R、P、BP 2.穿刺部位皮肤情况,有无感染、瘢痕情况 3.神经功能评估 4.心理状态评估	1.穿刺部位敷料有无渗血情况 2.足背动脉搏动及双下肢皮肤颜色及皮温情况 3.神经功能	穿刺部位皮肤有无渗血、血肿

(待续)

91

（续表）

项目	第1天(手术前一天)	第2天(手术当天)	第3天(出院)
检验	1.血液检查:血常规、生化全项、肝炎六项、性病两项、凝血功能 2.心电图、胸片		
药物		0.9%氯化钠注射液500mL+氯化钾注射液10mL+维生素C1g+氢化泼尼松注射液6mL	
活动	自主活动	卧床休息	术后24小时后下床活动
护理问题	恐惧、焦虑	潜在并发症:皮下出血,假性动脉瘤	
护理指导	让患者熟悉、了解造影过程,讲解术中注意事项,减轻焦虑,紧张情绪	1.讲解造影后注意事项,出现穿刺部位渗血、血肿立即报告医生处理 2.术侧肢体制动12小时,穿刺部位伤口压迫6小时,卧床休息24小时	1.教导患者或家属穿刺点护理 2.如有发热、伤口异常疼痛及其他不适须立即返院检查
备注			

第二节 颅骨缺损护理流程

项目	第1天	第2天(术前1天)	第3天 (手术当天)
宣教	1.填写入院评估单 2.入院介绍:环境、科室主任、护士长、主管医生、责任护士,告知住院规章制度及病区设施的使用 3.卫生处置:更换病号服,修剪指(趾)甲,剃胡须 4.饮食指导:高热量、高蛋白、高维生素饮食 5.行健侧卧位,慎行患侧卧位,防止脑组织受压,改变体位时勿剧烈,避免劳累	1.向患者和家属解释手术治疗的意义和注意事项,告知手术方式 2.摘除身上所有饰品及义齿 3.备皮,保暖,防止着凉 4.告知凌晨12:00后禁食、水 5.训练床上大小便,避免术后因不习惯在床上排便而引起便秘、尿潴留	1.告知家属手术室,并说明等候区位置及术后恢复室 2.指导深呼吸 3.去枕平卧位,禁食、水6小时,呕吐时头偏向一侧,防止误吸,口渴时应做好解释并用棉签蘸水湿润唇舌,6小时后无呕吐者可少量进流食
监测与评估	1.颅骨缺损部位、大小及有无脑组织膨出,局部有无感染征象 2.评估颅骨缺损的原因、时间,颅骨缺损3~6个月以上方可行修补术 3.有无头昏、头痛、呕吐等表现 4.神经功能评估	1.常规测量 T、P、R、BP	1.T、P、R、BP 及 SPO$_2$ 2.意识状态及瞳孔观察 3.术区引流管固定、通畅与否,引流液颜色、量、性质,伤口敷料有无渗血、渗液 4.疼痛 5.神经功能评估

(待续)

（续表）

项目	第1天	第2天 （术前1天）	第3天（手术当天）
检验	1.血液检查:血常规、血型、生化全项、肝炎六项、性病两项、凝血功能 2.头部CT 3.心电图、胸片	交叉配血	术后6小时后复查CT
药物		抗生素皮试	1.抗生素 2.极化液补充
活动	自主活动	自主活动	卧床休息
护理问题	1.恐惧 2.自我形象紊乱 3.有受伤的危险	恐惧	1.疼痛 2.体温过高 3.颅内出血
护理指导	讲解疾病相关知识,告知注意事项,向患者及家属讲解手术后成功案例,减轻心理压力,消除紧张情绪	指导患者缓慢深呼吸或听轻音乐放松心情	1.嘱患者深呼吸放松术减轻疼痛,必要时可遵医嘱给予止痛剂 2.观察体温变化,体温过高时给予物理降温(冰敷、温水擦浴),必要时遵医嘱给予降温药物 3.伤口敷料情况,如出现渗血、脱落等情况及时处理
备注			

（待续）

(续表)

项目	第4天 (术后第1天)	第5~10天 (术后第2~7天)	第11天 出院
宣教	1.饮食告知:清淡流食,高蛋白、高维生素饮食,少量多餐,避免产气、辛辣刺激性食物 2.体位指导:给予仰卧与患侧交替卧位,强调平卧床上,使钛网与头皮更加贴合 3.保持会阴部清洁,教导使用床上便盆 4.指导有效深呼吸、咳嗽,定时翻身、叩背,说明每两小时翻身重要性,保持床单位清洁	1.饮食告知:清淡流食或软食,高蛋白、高维生素饮食,少量多餐,避免辛辣、刺激等食物 2.体位指导:给予仰卧与患侧交替卧位,强调平卧床上4~5天,使钛网与头皮更加贴合 3.导尿管定期夹闭,锻炼膀胱功能 4.定时翻身,保持皮肤清洁,床单位整洁	1.向患者及家属告知出院通知书内容 2.讲解办理出院的流程 3.讲解出院带药的用法用量及注意事项
监测与评估	1.T、P、R、BP及SPO_2 2.意识状态及瞳孔观察 3.术区引流管固定、通畅与否,引流液颜色、量、性质,伤口敷料有无渗血、渗液 4.疼痛 5.神经功能评估	1.生命体征、意识状态及瞳孔观察 2.术区引流管固定、通畅与否,引流液颜色、量、性质,伤口敷料有无渗血、渗液 3.疼痛 4.神经功能评估	1.伤口愈合情况 2.肢体功能评估
检验		CT复查	
药物	1.抗生素 2.极化液补充(常规补充生理需要量2000~2500mL,在除抗生素外,以补充等渗液0.9%氯化钠溶液100mL为主)	1.抗生素 2.极化液补充(常规补充生理需要量2000~2500mL,除抗生素外,以补充等渗液0.9%氯化钠溶液100mL为主)	

(待续)

（续表）

项目	第4天 （术后第1天）	第5~10天 （术后第2~7天）	第11天出院
活动	卧床休息	卧床休息	自主活动
护理 问题	1.疼痛 2.体温过高 3.潜在并发症:颅内出血	1.疼痛 2.体温过高 3.潜在并发症:皮下积液、感染、癫痫、颅内出血	1.焦虑 2.知识缺乏
护理 指导	1.家属协助完成生活护理，指导深呼吸分散注意力缓解头痛，必要时遵医嘱给予止痛药，禁用吗啡类药物 2.注意切口有无肿胀及植片的浮动,生命体征、瞳孔、意识及肢体活动情况,严防并发硬膜外血肿 3.观察体温变化,体温过高时给予物理降温（冰敷、温水擦浴）,必要时遵医嘱给予降温药物 4.观察记录引流液颜色、量、性质,每两小时挤压引流管以保持引流管通畅,术区敷料有无渗血、渗液情况	1.观察头痛部位、性质,必要时遵医嘱给予止痛药,禁用吗啡类药物 2.观察体温变化,体温过高时给予物理降温（冰敷、温水擦浴）,必要时遵医嘱给予降温药物 3.有癫痫发作史的患者服药不可中断,发作时四肢关节处给予保护,以防脱臼、骨折,拉好床档,防坠床 4.皮下引流管应低于创腔30cm,防止扭曲脱出,引流管一般术后第3日即拔管,每两小时挤压引流管以保持引流管通畅,一般术后2~3天拔除。术后7~9天拆线	1.肢体障碍沟通交流时加强心理开导,鼓励患者积极主动通过锻炼,提高生活质量,增加信心 2.伤口拆线1个月方可洗头,避免搔抓伤口,以免头皮破损造成感染 3.癫痫患者不宜过饱,不宜单独外出、登高、游泳、驾驶车辆及高空作业,随身带有疾病卡（注明姓名、诊断） 4.如有发热、异常疼痛及其他不适须立即返院检查
备注			

第三节 高血压脑出血护理流程

项目	第 1 天	第 2 天(手术当天)	第 3 天 (术后第 1 天)
宣教	1.填写入院评估单 2.入院介绍:环境、科室主任、护士长、主管医生、责任护士,告知住院规章制度及病区设施的使用 3.卫生处置:更换病号服,修剪指(趾)甲、剃胡须 4.饮食告知:禁食水 5.指导患者卧床休息,床头抬高 15°~30° 以减轻脑水肿	1.告知患者病情,治疗情况及手术必要性 2.摘除身上所有饰品及义齿 3.备皮,术前禁食水至少 6~8 小时,术后 6 小时内禁食水,6 小时后呕吐者可少量进流食 4.术后去枕平卧 6 小时。术后去枕平卧 6 小时,清醒后血压平稳者,抬高床头 15° ~30° 以利于颅内静脉回流	1.饮食告知:清淡流食,高蛋白、高维生素、高热量饮食 2.体位指导:患者绝对卧床休息,床头抬高 15°~30° 以减轻脑水肿 3.给予患者完成生活护理,按时翻身,保持皮肤清洁卫生,预防压疮的发生
监测与评估	1.神志及生命体征观察:重症脑出血患者呼吸深沉带有鼾声,甚至出现潮式呼吸,脉搏缓慢有力,血压升高;脑桥出血时,体温持续上升,呈持续高热状态,脉搏增快,体温升高,血压下降,则有生命危险	1.生命体征,意识状态、瞳孔及对光反射观察 2.伤口敷料有无渗液、渗血情况 3.观察头痛及呕吐症状 4.神经功能评估	1.生命体征,意识状态、瞳孔及光反射观察 2.伤口敷料有无渗血、渗液情况 3.观察疼痛及呕吐症状 4.神经功能评估

(待续)

（续表）

项目	第1天	第2天(手术当天)	第3天 (术后第1天)
监测与评估	2.瞳孔的观察,如出现"针尖样"瞳孔为脑桥出血,双侧瞳孔散大见于脑疝,双侧瞳孔缩小、凝视麻痹伴严重眩晕,意识障碍呈进行性加重,应警惕脑干和小脑出血可能 3.颅内压增高表现,是否有剧烈头痛和喷射状呕吐 4.有无神经功能损伤,出现"三偏征"则内囊出血,交叉性瘫痪,则脑桥小量出血,四肢瘫痪和去皮质强直发作,脑桥大量出血(血肿>5mL)和脑室大出血	1.生命体征,意识状态、瞳孔及对光反射观察 2.伤口敷料有无渗液、渗血情况 3.观察头痛及呕吐症状 4.神经功能评估	1.生命体征,意识状态、瞳孔及光反射观察 2.伤口敷料有无渗血、渗液情况 3.观察疼痛及呕吐症状 4.神经功能评估
检验	1.血液检查:血常规、生化全项、肝炎六项、性病两项、凝血功能 2.发病后CT即可显示边界清楚的均匀高密度病灶,出血量通常大脑半球出血量大于30mL,小脑出血大于10mL,即有手术指征 3.DSA检查:进一步明确病因,积极针对病因治疗,预防复发 4.心电图、胸片		1.头颅CT复查 2.血液检查:血常规、电解质

（待续）

（续表）

项目	第1天	第2天 （术前1天）	第3天(手术当天)
药物	1.20%甘露醇注射液脱水治疗 2.止血药类:注射用血凝酶,注射用蛇毒血凝酶 3.尼膜同注射液10mg以2~5mL/h持续泵入 4.潘妥洛克粉针,注射用奥美拉唑等护胃药 5.降压药	1.20%甘露醇注射液脱水治疗 2.止血药类:注射用血凝酶,注射用蛇毒血凝酶 3.尼膜同注射液10mg以2~5mL/h持续泵入 4.潘妥洛克粉针,注射用奥美拉唑等护胃药 5.补充极化液 6.抗生素 7.降压药	1.20%甘露醇注射液脱水治疗 2.止血药类:注射用血凝酶,注射用蛇毒血凝酶 3.尼膜同注射液10mg以2~5mL/h持续泵入 4.潘妥洛克粉针,注射用奥美拉唑等护胃药 5.补充极化液 6.营养神经类 7.抗生素 8.降压药
活动	卧床休息	卧床休息	绝对卧床休息
护理问题	1.头痛、头晕 2.恐惧 3.肢体活动障碍 4.语言沟通障碍 5.潜在并发症:胃出血、脑疝	1.疼痛 2.体温过高 3.颅内压增高	1.疼痛 2.发热 3.颅内压增高 4.感染
护理指导	1.耐心告知引起头痛、呕吐原因,消除不安,焦虑、恐惧等不良心理,保持情绪稳定。	指导患者采用放松术减轻疼痛,必要时可遵医嘱给予止痛剂	采用深呼吸等放松术减轻疼痛,必要时可遵医嘱给予止痛剂

（待续）

(续表)

项目	第1天	第2天(术前1天)	第3天(手术当天)
护理指导	2.保持病室安静舒适,避免声、光刺激,指导患者采用放松术减轻疼痛,必要时可遵医嘱给予止痛剂 3.禁止下床活动,避免用力排便、咳嗽、不可过度用力或憋气等诱发再出血因素 4.观察有无呃逆、上腹部饱胀不适、胃痛、呕血、便血等,注意胃内容或呕吐物的性状,以及有无黑便的发生,如有异常,立即报告医生	2.观察生命体征变化,体温过高时给予物理降温(冰敷、温水擦浴),必要时遵医嘱给予降温药物 3.对神志不清、躁动或有精神症状的患者,应加床栏,并适当约束,防止坠床 4.对有吞咽障碍的患者,喂饭喂水时不宜过急,如有呕吐或呛咳时应暂时禁喂食水,防止食物呛入气管引起窒息或吸入性肺炎	2.观察生命体征变化,体温过高时给予物理降温(冰敷、温水擦浴),必要时遵医嘱给予降温药物 3.注意头部伤口敷料情况,如出现渗血、脱落等情况及时处理
备注			

项目	第4~9天(术后第2~7天)	第10~14天(术后8~12天)	第15天(出院)
宣教	1.饮食告知:清淡流食或软食,低盐、低脂、适量蛋白质,高维生素食物 2.体位指导:患者卧床休息,床头抬高15°~30°以减轻脑水肿 3.床上大小便训练指导 4.保持床单位清洁,勤翻身、叩背防止压疮及肺部感染 5.保持尿道口清洁,每日会阴护理两次	1.饮食指导:普食清淡、易消化、避免辛辣刺激性食物 2.体位指导:舒适卧位,保持瘫痪肢体功能位 3.导尿管定期夹闭,锻炼膀胱功能	1.向患者及家属告知出院通知书内容 2.讲解办理出院的流程 3.讲解出院带药的用法用量及注意事项

(待续)

（续表）

项目	第 4~9 天 （术后第 2~7 天）	第 10~14 天 （术后 8~12 天）	第 15 天 （出院）
监测与评估	1.生命体征,意识状态、瞳孔及光反射观察 2.伤口敷料有无渗血、渗液情况 3.观察头痛及呕吐症状 4.神经功能评估 5.颜面及眼睑部水肿程度	1.生命体征,意识状态、瞳孔及光反射观察 2.伤口愈合及换药时间	伤口愈合评估
检验		头部 CT 检查	
药物	1.20%甘露醇注射液脱水治疗 2.止血药类:注射用血凝酶,注射用蛇毒血凝酶 3.尼膜同注射液 10mg 以 2~5mL/h 持续泵入 4.潘妥洛克粉针,注射用奥美拉唑等护胃药 5.补充极化液 6.营养神经类 7.抗生素 8.降压药	降压药	降压药
活动	卧床休息	卧床休息	卧床休息
护理问题	1.头痛 2.发热 3.颅内压增高 4.感染 5.躯体移动障碍 6.颅内出血	1.肢体活动障碍 2.焦虑 3.便秘 4.感染	

（待续）

项目	第4~9天 （术后第2~7天）	第10~14天 （术后8~12天）	第15天 （出院）
护理 指导	1.观察生命体征及意识变化，体温过高时给予物理降温（冰敷、温水擦浴），必要时遵医嘱给予降温药物 2.观察头痛性质、部位，必要时给予止痛药 3.注意头部伤口敷料情况，如出现渗血、脱落等情况及时处理 4.保持肢体功能位置，防止足下垂、被动运动关节和按摩患肢，防止手足挛缩、变形	1.指导由患者及家属共同制订康复训练计划，给予肢体康复锻炼，康复训练需要时间，例举成功例子，消除消极心理 2.多食蔬菜、水果高纤维素食物，必要时给予甘油灌肠剂 3.尿管拔出后排尿情况观察 4.伤口拆线后注意头部伤口敷料，不要抓挠，防止敷料脱落引起感染	1.避免情绪激动，消除恐惧、愤怒等不良情绪，保持心情舒畅 2.饮食:低盐低脂，适量蛋白，富含维生素与纤维素，生活规律，保持大便通畅，坚持适度锻炼 3.定期复查，如有发热、伤口异常疼痛及其他不适须立即返院检查
备注			

第四节 蛛网膜下隙出血护理流程

项目	第1天	第2天 (手术当天)	第3天 (术后第1天)
宣教	1.填写入院评估单 2.入院介绍:环境、科室主任、护士长、主管医生、责任护士,告知住院规章制度及病区设施的使用 3.卫生处置:更换病号服,修剪指(趾)甲,剃胡须 4.饮食告知:禁食 5.指导患者卧床休息,床头抬高15°~30°以减轻脑水肿	1.告知家属手术方式、手术室及术后恢复室等候区位置 2.摘除身上所有饰品及义齿 3.告知患者缓慢深呼吸,听轻音乐放松心情 4.备皮,术前禁食水至少6~8小时,术后6小时内禁食水 5.术后去枕平卧6小时	1.饮食告知:清淡流食,高蛋白、高维生素饮食 2.体位指导:患者绝对卧床休息,床头抬高15°~30°以减轻脑水肿 3.每日两次擦洗会阴部,保持会阴清洁干燥
监测与评估	1.T、R、P、BP,意识状态,瞳孔及对光反射 2.头痛及呕吐症状 3.神经功能评估 4.心理状态评估	1.生命体征,意识状态、瞳孔及光反射观察 2.伤口敷料有无渗液、渗血情况 3.观察疼痛及呕吐症状 4.四肢活动评估	1.生命体征,意识状态、瞳孔及光反射观察 2.伤口敷料有无渗血、渗液情况 3.观察疼痛及呕吐症状
检验	1.血液检查:血常规、生化全项、肝炎六项、性病两项、凝血功能 2.头部CT、DSA 3.心电图、胸片		1.头颅CT复查 2.血液检查:血常规、电解质

(待续)

（续表）

项目	第1天	第2天 （手术当天）	第3天 （术后第1天）
药物	1.20%甘露醇注射液脱水治疗 2.止血药类:注射用血凝酶,注射用蛇毒血凝酶 3.尼膜同注射液10mg以2~5mL/h持续泵入 4.潘妥洛克粉针,注射用奥美拉唑等护胃药	1.20%甘露醇注射液脱水治疗 2.止血药类:注射用血凝酶,注射用蛇毒血凝酶 3.尼膜同注射液10mg以2~5mL/h持续泵入 4.潘妥洛克粉针,注射用奥美拉唑等护胃药 5.补充极化液 6.抗生素	1.20%甘露醇注射液脱水治疗 2.止血药类:注射用血凝酶,注射用蛇毒血凝酶 3.尼膜同注射液10mg以2~5mL/h持续泵入 4.潘妥洛克粉针,注射用奥美拉唑等护胃药 5.补充极化液 6.营养神经类 7.抗生素
活动	卧床休息	卧床休息	绝对卧床休息
护理问题	1.头痛 2.恐惧 3.潜在并发症:脑出血、脑疝	1.疼痛 2.体温过高 3.颅内压增高	1.头痛 2.发热 3.颅内压增高 4.感染
护理指导	1.关心患者,耐心告知引起头痛、呕吐原因,消除不安、焦虑、恐惧等不良心理,保持情绪稳定 2.保持病室安静舒适,避免声、光刺激,指导患者采用放松术减轻疼痛,必要时可遵医嘱给予止痛剂	1.指导患者采用放松术减轻疼痛,必要时可遵医嘱给予止痛剂 2.观察生命体征变化,体温过高时给予物理降温(冰敷、温水擦浴),必要时遵医嘱给予降温药物	1.采用听轻音乐、深呼吸等放松术减轻疼痛,必要时可遵医嘱给予止痛剂 2.观察生命体征变化,体温过高时给予物理降温(冰敷、温水擦浴),必要时遵医嘱给予降温药物

（待续）

（续表）

项目	第1天	第2天 （手术当天）	第3天 （术后第1天）
护理 指导	3.禁止洗头、如厕、淋浴等一切下床活动，避免用力排便、咳嗽、喷嚏、情绪激动等诱发脑疝、再出血因素		3.注意头部伤口敷料情况，如出现渗血、脱落等情况及时处理
备注			

项目	第4~11天 （术后第2~9天）	第12~14天 （术后第10~11天）	第15天出院
宣教	1.饮食告知：清淡流食或软食，高蛋白、高维生素饮食，少量多餐，避免辛辣刺激性食物 2.体位指导：患者卧床休息，床头抬高15°~30°以减轻脑水肿 3.床上大小便训练指导。 4.保持床单位清洁，勤翻身、叩背防止压疮及肺部感染	1.饮食告知：普食，高蛋白、高维生素、高纤维素饮食，少量多餐，避免辛辣、刺激、产气等食物 2.体位指导：患者卧床休息，可坐位或半坐位 3.四肢肢体床上自主活动 4.床上大小便训练	1.向患者及家属告知出院通知书内容 2.讲解办理出院的流程 3.讲解出院带药的用法用量及注意事项
监测与 评估	1.生命体征，意识状态、瞳孔及光反射观察 2.伤口敷料有无渗血、渗液情况 3.观察疼痛及呕吐症状 4.颜面部水肿情况	1.生命体征，意识状态、瞳孔及光反射观察 2.伤口愈合及换药时间	伤口评估
检验	1.脑水肿严重者及意识有改变者须复查头颅CT 2.腰椎穿刺：颅内压测定，脑脊液化验	1.头颅CT复查 2.血液检查：血常规、电解质	

（待续）

（续表）

项目	第4~11天 （术后第2~9天）	第12~14天 （术后第10~11天）	第15天 出院
药物	1.20%甘露醇注射液脱水治疗 2.止血药类:注射用血凝酶,注射用蛇毒血凝酶 3.尼膜同注射液10mg以2~5mL/h持续泵入 4.潘妥洛克粉针,注射用奥美拉唑等护胃药 5.补充极化液 6.营养神经类 7.抗生素	1.尼莫地平片30mg/tid 2.营养神经类	尼莫地平片
活动	卧床休息	卧床休息	卧床休息
护理问题	1.头痛 2.发热 3.颅内压增高 4.感染 5.潜在并发症:压疮、坠积性肺炎、下肢静脉栓塞	1.肢体活动障碍 2.焦虑 3.便秘	
护理指导	1.与患者多沟通分散注意力减轻疼痛,必要时可遵医嘱给予止痛剂 2.观察生命体征变化,体温过高时给予物理降温(冰敷、温水擦浴),必要时遵医嘱给予降温药物 3.拆线后注意头部伤口敷料,不要抓挠,防止敷料脱落引起感染,遵医嘱给予抗生素 4.疾病知识讲解,家属或护工生活上给予帮助,消除紧张不安情绪 5.说明翻身、叩背重要性,指导患者有效咳嗽	1.指导由患者及家属共同制订康复训练计划,给予肢体康复锻炼,例如Bobath握手 2.康复训练需要时间,举例成功例子,消除消极心理 3.多食蔬菜、水果高纤维素食物,必要时给予甘油灌肠剂	1.教导患者或家属伤口护理 2.如有发热、伤口异常疼痛及其他不适,须立即返院检查 3.活动时间及注意事项 4.复查时间
备注			

（待续）

第五节 颈动脉海绵窦瘘护理流程

项目	第1天	第2天(手术当天)	第3天 (术后1天)
宣教	1.填写入院评估单 2.入院介绍:环境、科室主任、护士长、主管医生、责任护士,告知住院规章制度及病区设施的使用 3.卫生处置:更换病号服,修剪指(趾)甲,剃胡须 4.饮食告知:普食 5.体位指导:舒适卧位,如外伤造成肢体偏瘫的患者,尽量避免患侧卧位,保持功能位,加放床挡	1.告知家属手术方式、手术室及术后恢复室等候区位置 2.摘除身上所有饰品及义齿 3.告知患者缓慢深呼吸,听轻音乐放松心情 4.会阴部备皮,术前禁食水至少6~8小时,术后当日禁食水 5.术后去枕平卧6小时,清醒后血压平稳者,抬高床头15°~30°	1.饮食告知:给予流质或半流质饮食 2.体位指导:患者绝对卧床休息,(术后24~48小时),防止栓塞球囊松脱、移位与出血 3.定期夹闭导尿管,锻炼膀胱功能,每日两次擦洗会阴部,保持会阴清洁干燥
监测与评估	1.生命体征、意识及瞳孔及光反射的观察 2.眼球突出、球结膜及眼睑高度水肿出血或外翻 3.视力、视野检测 4.神经功能评估	1.生命体征,意识状态、瞳孔及光反射观察 2.股动脉穿刺处敷料,观察加压包扎情况,双下肢皮温、颜色及足背动脉搏动情况 3.观察疼痛及眼球、眼睑水肿症状 4.神经功能评估	1.生命体征,意识状态、瞳孔及光反射观察 2.观察疼痛及眼球、眼睑水肿症状 3.神经功能评估
检验	1.血液检查:血常规、生化全项、肝炎六项、性病两项、凝血功能		

(待续)

（续表）

项目	第1天	第2天(手术当天)	第3天(术后1天)
检验	2.头部CT可发现突眼，海绵窦显影增强或眼静脉增粗 3.DSA是最重要的检查手段 4.心电图、胸片 5.视力、视野		
药物	氯霉素眼液滴眼两次/天，晚睡前涂金霉素眼膏	1.尼膜同注射液10mg以2~5mL/h持续泵入 2.抗凝药物 3.氯霉素眼液滴眼两次/天，晚睡前涂金霉素眼膏 4.激素类药	1.尼膜同注射液10mg以2~5mL/h持续泵入 2.抗凝药物 3.氯霉素眼液滴眼两次/天，晚睡前涂金霉素眼膏 4.抗生素 5.激素类药
活动	自主活动	卧床休息	卧床休息
护理问题	1.睡眠形态紊乱 2.焦虑 3.自我形象紊乱 4.受伤的危险	1.疼痛 2.颅内压增高 3.潜在并发症:脑血管痉挛、血栓的形成及穿刺部位出血	1.脑肿胀 2.颅内压增高 3.潜在并发症:肢体活动障碍、癫痫、角膜溃疡
护理指导	1.由于眼球突出严重影响到容貌美观，加之颅内杂音严重影响患者休息甚至造成失眠，使患者烦躁、焦虑，向患者讲解造成症状原因，说明术后的目的，告知手术后症状会有所好转，减轻患者焦虑	1.指导患者采用放松术减轻疼痛，必要时可遵医嘱给予止痛剂	1.采用听轻音乐、深呼吸等放松术减轻疼痛，必要时可遵医嘱给予止痛剂

（待续）

项目	第1天	第2天 （手术当天）	第3天 （术后1天）
护理指导	2.患者眼球突出，进行性视力下降或复视，协助患者完成日常生活，防止跌倒、烫伤等意外的发生 3.指导颈总动脉压迫训练，患者或家属压迫患侧颈总动脉，逐渐加大力度，同时触摸患侧颞浅动脉，如脉搏消失，表示按压有效，3~4次/天，每次按压从5min逐渐增加到30min。嘱患者一定要循序渐进，如出现一过性肢体麻木、意识障碍、失语等缺血症状，应立即停止按压	2.密切观察生命体征、意识及瞳孔变化如有颅内压增高表现，及时处理 3.观察视力、眼球外观、颅内杂音等症状有无改善 4.术侧肢体制动12小时，伤口压迫6小时，卧床休息24小时，观察穿刺侧肢体皮肤颜色、温度、感觉及运动功能，如出现肢体苍白、冰冷、疼痛、足背动脉搏动减弱或消失，疑有血栓形成，立即报告医生，给予抗凝溶栓治疗	2.密切观察生命体征、意识及瞳孔变化，如有颅内压增高表现，及时处理 3.术后脑水肿或血管痉挛者，易出现肢体活动障碍、癫痫，应密切观察 4.术区敷料24小时后拆除，观察穿刺点愈合情况 5.患者突眼致使眼睑闭合不全，告知患者不可用毛巾或手擦揉患眼，以免引起感染
备注			

（待续）

项目	第 4~5 天 （术后第 2~3 天）	第 6~9 天 （术后 4~7 天）	第 10 天出院
宣教	1.饮食告知:普食,饮食以清淡、营养丰富、富有纤维素的食物为主 2.体位指导:舒适体位 3.教导使用床上便盆,保持会阴部清洁 4.说明每两小时翻身重要性,并协助维持舒适体位,保持床单位清洁	1.饮食告知:普食,饮食以清淡、营养丰富、富有纤维素的食物为主 2.体位指导:舒适体位 3.眼部护理:告知患者勿用手揉眼	1.向患者及家属告知出院通知书内容 2.讲解办理出院的流程 3.讲解出院带药的用法用量及注意事项
监测与评估	1.生命体征,血压降至基础血压 2/3 水平,防止血压较大范围波动 2.神经功能评估（语言功能、肢体活动） 3.患侧眼眶杂音及突眼的改变 4.意识状态及颅内压增高表现的观察	1.突眼症状 2.神经功能评估	1.突眼症状 2.神经功能评估
检验	视力 视野		
药物	1.尼膜同注射液 10mg 以 2~5 mL/h 持续泵入 2.抗凝药物 3.氯霉素眼液滴眼两次／天,晚睡前涂金霉素眼膏 4.抗生素 5.激素类药	1.尼膜同注射液 10mg 以 2~5mL/h 持续泵入 2.氯霉素眼液滴眼两次／天,晚睡前涂金霉素眼膏	焦虑
活动	卧床休息	自主活动	自主活动
护理问题	1.脑肿胀 2.颅内压增高 3.疼痛 4.潜在并发症:脑血栓形成或脑缺血、血管痉挛	1.疼痛 2.潜在并发症:肢体活动障碍、血管痉挛	焦虑

（待续）

（续表）

项目	第 4~5 天 （术后第 2~3 天）	第 6~9 天 （术后 4~7 天）	第 10 天出院
护理指导	1.密切观察生命体征、意识及瞳孔变化如有颅内压增高表现，必要时遵医嘱给予20%甘露醇，减轻脑水肿 2.患者疼痛不耐受时，必要时遵医嘱给予止痛剂 3.如出现表情淡漠、言语迟钝，一侧肢体活动受限应考虑血管损伤或球囊过早脱落，提示有导致颅内血管栓塞的可能 4.患者突眼致使眼睑闭合不全，告知患者不可用毛巾或手擦揉患眼，以免引起感染 5.拔出导尿管后，观察患者排尿情况	1.意识状态及肢体活动、言语功能的观察，如有异常，立即处理 2.患者疼痛不耐受时，必要时遵医嘱给予止痛剂	1.对于外伤造成的功能障碍，指导患者与家属共同制订康复锻炼计划，注意安全防护，避免受伤 2.对于突眼未完全恢复，告知患者后恢复情况，减轻心理负担 3.注意眼部护理，保持眼部卫生 4.穿刺侧肢体 2~4 周严禁剧烈运动 5.若再次出现症状，及时就诊 6.定期复查
备注			

第六节　大脑中动脉瘤护理流程

项目	第1天	第2天(手术当天)	第3~5天 (术后1~3天)
宣教	1.填写入院评估单 2.入院介绍:环境、科室主任、护士长、主管医生、责任护士,告知住院规章制度及病区设施的使用 3.卫生处置:更换病号服,修剪指(趾)甲,剃胡须 4.饮食告知:禁食 5.指导患者绝对卧床休息	1.告知家属手术方式、手术室及术后恢复室等候区位置 2.摘除身上所有饰品及义齿 3.告知患者缓慢深呼吸,听轻音乐放松心情 4.备皮,术前禁食水至少6~8小时,术后当日禁食水 5.术后去枕平卧6小时,清醒后血压平稳者,抬高床头15°~30°	1.饮食告知:给予流质或半流质饮食,意识障碍、吞咽困难的患者应给予鼻饲饮食 2.体位指导:患者绝对卧床休息,床头抬高15°~30°以减轻脑水肿 3.定期夹闭导尿管,锻炼膀胱功能,每日两次擦洗会阴部,保持会阴清洁干燥
监测与评估	1.T、R、P、BP,意识状态、瞳孔及对光反射 2.头痛及呕吐症状 3.神经功能评估 4.心理状态评估	1.生命体征、意识状态、瞳孔及光反射观察 2.股动脉穿刺处敷料,加压包扎情况,双下肢皮温,颜色及足背动脉搏动情况 3.观察疼痛症状 4.神经功能评估	1.生命体征、意识状态、瞳孔及光反射观察 2.头痛症状 3.神经功能评估
检验	1.血液检查:血常规、生化全项、肝炎六项、性病两项、凝血功能		

(待续)

(续表)

项目	第1天	第2天 (手术当天)	第3~5天 (术后1~3天)
检验	2.头部CT直径在5mm以上的动脉瘤经造影强化后即可被CT发现,大的动脉瘤可呈靶环征 3.MRI能显示动脉瘤的全部及其周围的关系,MRA可显示整个脑血管系统 4.DSA能确诊,可显示动脉瘤的部位、大小、形态、数目以及囊内的情况 5.心电图、胸片		
药物	1.20%甘露醇注射液脱水治疗 2.止血药类:注射用血凝酶,注射用蛇毒血凝酶 3.尼膜同注射液10mg以2~5mL/h持续泵入 4.潘妥洛克粉针、注射用奥美拉唑等护胃药 5.降压药	1.20%甘露醇注射液脱水治疗 2.尼膜同注射液10mg以2~5mL/h持续泵入 3.降压药 4.极化液补充	1.20%甘露醇注射液脱水治疗 2.尼膜同注射液10mg以2~5mL/h持续泵入 3.降压药
活动	卧床休息	卧床休息	卧床休息
护理问题	1.头痛 2.恐惧 3.潜在并发症:颅内出血(再出血)	1.疼痛 2.颅内压增高 3.潜在并发症:皮下出血,继发出血、脑缺血及脑动脉痉挛	1.头痛 2.颅内压增高 3.潜在并发症:皮下出血,继发出血、脑缺血及脑动脉痉挛
护理指导	1.对探视人员进行限制,保证环境安静,使患者得到较好的休息,避免心理、生理上出现刺激造成再次破裂出血的情况	1.指导患者采用放松术减轻疼痛,必要时可遵医嘱给予止痛剂	1.采用听轻音乐、深呼吸等放松术减轻疼痛,必要时可遵医嘱给予止痛剂

(待续)

（续表）

项目	第1天	第2天 （手术当天）	第3~5天 （术后1~3天）
护理 指导	2.避免用力排便，咳嗽、喷嚏，情绪激动等诱发再出血因素 3.告知该疾病发生、预防治疗的相关知识进行相应的解释，使其保持心情平稳，以较为平和的心态接受手术治疗	2.密切观察生命体征、意识及瞳孔变化如有颅内压增高表现，及时处理 3.观察患者肢体活动情况，如肢体活动减弱或障碍，应告知医生，及时CT检查处理，一般在出血后2~3天内容易脑血管痉挛，7~10天，会达到高峰 4.术侧肢体制动12小时，伤口压迫6小时，卧床休息24小时，观察穿刺部位皮肤有无青紫及血肿现象	2.密切观察生命体征、意识及瞳孔变化如有颅内压增高表现，及时处理 3.观察患者肢体活动情况，如活动减弱或障碍，应告知医生，及时CT检查处理，一般在出血后2~3天内容易脑血管痉挛，7~10天，会达到高峰 4.术后术区敷料24小时后拆除 5.导尿管撤除后，观察患者排尿情况，如排尿困难，给予毛巾热敷腹部，会阴部反复温水冲洗，听流水声引导排尿，必要时重新留置导尿管
备注			

（待续）

项目	第 6~10 天（术后 4~8 天）	第 11~14 天（术后 9~12）	第 15 天出院
宣教	1.饮食告知:普食,饮食以清淡、营养丰富、富有纤维素的食物为主 2.体位指导:床头抬高 15°~30°以利于静脉回流,减轻脑水肿 3.教导使用床上便盆,保持会阴部清洁 4.说明每两小时翻身的重要性,并协助维持舒适体位,保持床单位清洁	1.饮食告知:普食,饮食以清淡、营养丰富、富有纤维素的食物为主 2.体位指导:床头抬高 15°~30°,保持患侧肢体功能位,肢体被动活动	1.向患者及家属告知出院通知书内容 2.讲解办理出院的流程 3.讲解出院带药的用法用量及注意事项
监测与评估	1.T、R、P、BP、意识状态,瞳孔及对光反射 2.头痛及呕吐症状 3.肢体活动评估 4.心理状态评估	1.生命体征、意识状态、瞳孔及光反射观察 2.四肢活动评估	肢体功能评估
检验			
药物	1.20%甘露醇注射液脱水治疗 2.尼膜同注射液 10mg 以 2~5mL/h 持续泵入 3.降压药	1.20%甘露醇注射液脱水治疗 2.尼膜同注射液 10mg 以 2~5mL/h 持续泵入 3.降压药 4.极化液	尼莫地平
活动	卧床休息	卧床休息	卧床休息
护理问题	1.头痛 2.便秘 3.躯体移动障碍	1.头痛 2.肢体活动障碍	焦虑

（待续）

115

（续表）

项目	第6~10天 （术后4~8天）	第11~14天 （术后9~12天）	第15天出院
护理 指导	1.告知引起头痛原因,分散注意力,以缓解头痛,必要时遵医嘱给予止痛剂 2.向患者讲解康复及神经功能恢复的知识,鼓励患者坚持进行锻炼 3.保持大便通畅,避免用力排便,必要时给予甘油灌肠剂纳肛	1.指导患者采用放松术减轻疼痛,必要时可遵医嘱给予止痛剂 2.康复指导及神经功能恢复的知识讲解	1.鼓励患者坚持康复训练,保持乐观心情和心态平静 2.坚持服用抗高血压、抗痉挛等药物,不可擅自停药、改药,以免病情波动 3.如再次出现症状,及时就诊 4.每3~6个月复查1次
备注			

第七节 垂体腺瘤护理流程

项目	第1天	第2天 (术前1天)	第3天 (手术当天)
宣教	1.填写入院评估单 2.入院介绍:环境、科室主任、护士长、主管医生、责任护士,告知住院规章制度及病区设施的使用 3.卫生处置:更换病号服,修剪指(趾)甲,剃胡须 4.饮食指导:高蛋白、高热量、富营养、易消化的清淡饮食 5.体位指导:无颅内压增高患者可取自由体位,颅内压增高患者须绝对卧床休息,卧床时抬高床头15°~30°以利于静脉回流	1.手术方式 2.摘除身上所有饰品及义齿 3.剪鼻毛和身体清洁,保暖,防止着凉 4.告知凌晨12:00后禁食水	1.告知家属手术室,并说明等候区位置及术后恢复室 2.指导深呼吸去枕平卧位6小时、禁食水6小时,呕吐时头偏向一侧,防止误吸,口渴时应做好解释并用棉签蘸水湿润唇舌,6小时后无呕吐者可少量进流食
监测与评估	1.尿崩症及癫痫症状 2.颅内压增高表现,剧烈头痛及呕吐 3.是否出现视力、视野改变 4.是否下丘脑功能障碍、闭经泌乳或性功能低下 5.是否有肢端肥大、巨人症及库欣症	常规测量 T、P、R、BP	1.T、P、R、BP 及 SPO_2 2.意识状态及瞳孔观察 3.伤口敷料有无渗血、渗液 4.尿量 5.疼痛

(待续)

（续表）

项目	第1天	第2天 （术前1天）	第3天 （手术当天）
检验	1.血液监测:血常规、血型、生化全项、肝炎六项、性病两项、凝血功能、放免垂体性激素七项、放免甲供五项 2.颅平片正侧位片示蝶鞍增大或骨质变形 3.头部CT垂体密度高于脑组织 4.MRI 5.心电图、胸片 6.视力、视野眼底检查	交叉配血	术后6小时后复查CT
药物	1.0.25%氯霉素滴鼻3次/天 2.泼尼松2.5~7.5mg口服,服药方法:如为小剂量可于早餐后顿服,如为中等剂量可将一日量的2/3于早餐后服,1/3量于午后服,亦可用氢化可的松,服用方法同上 3.甲状腺片由小剂量开始10~40mg/d	1.0.25%氯霉素滴鼻 2.泼尼松2.5~7.5mg口服,亦可用氢化可的松口服 3.甲状腺片由小剂量开始10~40mg/d 4.抗生素皮试	1.0.9%氯化钠注射液100mL+甲强龙粉针500mg半小时内滴完,再以氯化钠注射液100mL加甲强龙粉针500mg以4mL/h持续泵入24小时,泵完撤 2.抗生素 3.极化液补充
活动	自主活动	自主活动	卧床休息
护理问题	1.知识缺乏 2.焦虑	恐惧	1.疼痛 2.体温过高 3.颅内出血

（待续）

（续表）

项目	第1天	第2天 （术前1天）	第3天 （手术当天）
护理指导	1.讲解疾病相关知识，告知注意事项，减轻心理压力，消除紧张情绪 2.避免导致颅内压增高的因素，如咳嗽、用力排便、情绪激动等	1.指导患者缓慢深呼吸或听轻音乐放松心情 2.告知手术方式，提供本病治愈病例的相关信息，激发患者的自信心，消除恐慌情绪	1.嘱患者深呼吸放松术减轻疼痛，必要时可遵医嘱给予止痛剂 2.观察体温变化，体温过高时给予物理降温(冰敷、温水擦浴)，必要时遵医嘱给予降温药物 3.伤口敷料情况，如出现渗血、脱落等情况及时处理
备注			

项目	第4~7天 （术后第2~4天）	第8天 （术后第5天）	第9天出院
宣教	1.饮食告知:清淡流食或软食,高蛋白、高维生素饮食,少量多餐,避免辛辣刺激性食物 2.体位指导:卧位或者半坐卧位 3.定期夹闭导尿管,锻炼膀胱充盈,保持会阴部清洁,教导使用床上便盆 4.保持床单位清洁,说明每两小时翻身重要性,并协助维持舒适体位	1.饮食告知:清淡流食或软食,高蛋白、高维生素饮食,少量多餐,避免辛辣刺激性食物 2.体位指导:卧位或者半坐卧位	1.向患者及家属告知出院通知书内容 2.讲解办理出院的流程 3.讲解出院带药的用法用量及注意事项
监测与评估	1.尿量 2.伤口敷料有无渗血、渗液 3.疼痛	1.尿量 2.术区伤口 3.疼痛	术区伤口

（待续）

（续表）

项目	第4~7天 （术后第2~4天）	第8天 （术后第5天）	第9天出院
检验	血液检查:电解质、血常规	1.血液检查:放免垂体性激素七项、放免甲供五项、电解质 2.头颅CT复查	
药物	1.抗生素 2.极化液 3.激素类:甲状腺片、泼尼松或可的松	甲状腺片	甲状腺片
活动	卧床休息	自主活动	自主活动
护理问题	1.低钠血症或高钠血症 2.潜在并发症:脑脊液漏、感染、尿崩症	1.低钠血症或高钠血症 2.潜在并发症:感染、尿崩症垂体功能低下	1.知识缺乏 2.焦虑
护理指导	1.准确记录24小时出入量,当连续2小时尿量>300mL/h（儿童>150mL/h）,尿密度<1.005应及时通知医生遵医嘱用药控制尿量 2.指导患者保暖,避免咳嗽、打喷嚏 3.避免用力排便,防止颅内压增高 4.观察术区伤口情况 5.监测体温	1.准确记录24小时出入量,监测血生化 2.鼻腔引流条取出后,注意观察鼻腔情况,避免用力咳嗽、打喷嚏 3.监测体温变化 4.注意保暖,防止受凉感冒,遵医嘱给予激素类药物,不可自行停药,改药,以免加重病情	1.与患者沟通时委婉告诉患者遗留症状不能完全恢复,但通过锻炼或药物治疗可部分改善,亲友应加强心理开导,鼓励患者积极主动地进行康复训练 2.垂体功能障碍患者遵医嘱坚持激素代替治疗,不可随意漏服、更改剂量及间隔时间,更不可因症状好转而自行停药 3.如出现原有症状加重或头痛、呕吐、抽搐、肢体麻木,尿崩症等异常,应及时就诊 4.术后3~6个月患者应行CT及MRI复查
备注			

第八节 脑膜瘤护理流程

项目	第1天	第2天 (术前1天)	第3天 (手术当天)
宣教	1.填写入院评估单 2.入院介绍:环境、科室主任、护士长、主管医生、责任护士,告知住院规章制度及病区设施的使用 3.卫生处置:更换病号服,修剪指(趾)甲,剃胡须 4.指导高蛋白、高热量、富营养、易消化的清淡饮食 5.体位指导:无颅内压增高患者可取自由体位,颅内压增高患者须绝对卧床休息,卧床时抬高床头15°~30°以利于静脉回流	1.手术方式 2.摘除身上所有饰品及义齿 3.备皮和身体清洁,保暖,防止着凉 4.高蛋白、高热量、富营养、易消化的清淡饮食,告知凌晨12点后禁食水 5.训练床上大小便,避免术后因不习惯在床上排便而引起便秘、尿潴留	1.告知家属手术室,并说明等候区位置及术后恢复室 2.指导深呼吸 3.去枕平卧位6小时,禁食水6小时,呕吐时头偏向一侧,防止误吸,口渴时应做好解释并用棉签蘸水湿润唇舌,6小时后无呕吐者可少量进流食 4.术后去枕平卧6小时,清醒后血压平稳者,抬高床头15°~30°以利于颅内静脉回流,较大脑膜瘤切除后,局部留有较大腔隙,应禁患者卧位,以防脑组织移位及脑水肿发生
监测与评估	1.是否头痛、呕吐、视力减退等症状 2.癫痫发作症状 3.感觉及运动障碍 4.是否精神及失语症	常规测量T、P、R、BP	1.T、P、R、BP及SPO$_2$ 2.意识状态及瞳孔观察 3.伤口敷料有无渗血、渗液 4.尿量 5.疼痛

(待续)

（续表）

项目	第1天	第2天 （术前1天）	第3天 （手术当天）
检验	1.血液监测:血常规、血型、生化全项、肝炎六项、性病两项、凝血功能 2.头颅X片局部颅骨变薄或被侵蚀而缺损 3.头部CT显示脑实质外圆形或类圆形高密度、或等密度肿块 4.MRI 5.心电图、胸片 6.视力、视野眼底检查	交叉配血	术后6小时后复查CT
药物	20%甘露醇注射液	1.20%甘露醇注射液 2.抗生素皮试	1.20%甘露醇注射液 2.抗生素 3.极化液补充
活动	自主活动	自主活动	卧床休息
护理问题	1.头痛 2.知识缺乏 3.焦虑	恐惧	1.疼痛 2.体温过高 3.颅内出血
护理指导	头痛、呕吐使患者自理能力受限，详细讲解脑膜瘤疾病相关知识，告知注意事项，减轻心理压力，消除恐慌、焦虑紧张情绪	耐心细致与患者沟通，详细介绍脑膜瘤预后，鼓励安慰患者战胜疾病，使患者安心接受手术，家属积极配合做好充分准备	1.嘱患者深呼吸放松术减轻疼痛，必要时可遵医嘱给予止痛剂 2.观察体温变化，体温过高时给予物理降温(冰敷、温水擦浴)，必要时遵医嘱给予降温药物

（待续）

（续表）

项目	第1天	第2天 （术前1天）	第3天 （手术当天）
护理 指导			3.引流管妥善放置,伤口敷料情况,如出现渗血、脱落等情况及时处理 4.术后48小时内特别注意患者意识、瞳孔生命体征,如患者出现瞳孔不等大,偏瘫或颅内压显著增高表现,应立即报告医生,行脱水治疗及CT复查,及时发现颅内出血,及早手术
备注			

项目	第4~8天 （术后第2~5天）	第9~13天 （术后第6~10天）	第14天出院
宣教	1.饮食告知:清淡流食或软食,高蛋白,高维生素饮食,少量多餐,避免辛辣刺激性食物 2.体位指导:床头抬高15°~30°以利于静脉回流,减轻脑水肿 3.教导使用床上便盆,保持会阴部清洁 4.说明每两小时翻身的重要性,并协助维持舒适体位,保持床单位清洁 5.指导有效深呼吸 6.导尿管给予定期夹闭,训练膀胱功能	1.饮食告知:高蛋白,高维生素饮食,高纤维素,少量多餐,避免辛辣刺激性食物 2.体位指导:卧位或者半坐卧位	1.向患者及家属告知出院通知书内容 2.讲解办理出院的流程 3.讲解出院带药的用法用量及注意事项

（待续）

（续表）

项目	第4~8天 （术后第2~5天）	第9~13天 （术后第6~10天）	第14天出院
监测 与 评估	1.T、R、P、BP及血氧饱和度，意识状态及瞳孔 2.伤口敷料有无渗血及引流管颜色、性质及量 3.疼痛、呕吐	1.T、BP 意识状态及瞳孔 2.伤口敷料有无渗血 3.头痛	伤口愈合情况
检验	血液检查：电解质、血常规。	头颅CT复查。	
药物	1.20%甘露醇注射液脱水治疗 2.止血药类：注射用血凝酶，注射用蛇毒血凝酶 3.卡马西平或丙戊酸钠缓释片 4.潘妥洛克粉针，注射用奥美拉唑等护胃药 5.补充极化液 6.营养神经类 7.抗生素	抗癫痫药物：卡马西平或丙戊酸钠缓释片	抗癫痫药物：卡马西平或丙戊酸钠缓释片
活动	卧床休息	自主活动	自主活动
护理 问题	1.颅内出血 2.脑水肿 3.感染 4.癫痫	1.癫痫 2.头痛	
护理 指导	1.避免咳嗽，用力排便等使颅内压增高 2.术后早期胃肠功能未完全恢复时，应尽量少进食牛奶、糖类食物，防止其消化时产气过多，引起肠胀气	注意疼痛的部位及性质，指导深呼吸，听轻音乐分散注意力减轻疼痛	1.教导家人癫痫发作时紧急处理措施 2.告知伤口部位清洗时间，如有发热、异常疼痛及其他不适须立即返院检查

（待续）

（续表）

项目	第4~8天 （术后第2~5天）	第9~13天 （术后第6~10天）	第14天出院
护理 指导	3.术区引流管拔出后，观察患者意识及瞳孔变化，如有异常，及时行CT检查及对症处理 4.有癫痫病史:遵医嘱按时、定量口服抗癫痫药物，不能随便减药或停药 5.避免声、光刺激,减少人员探视	2.遵医嘱按时、定量口服抗癫痫药物，不能随便减药或停药	3.活动时间及注意事项 4.复查时间
备注			

第九节　颅咽管瘤护理流程

项目	第1天	第2天 （术前1天）	第3天 （手术当天）
宣教	1.填写入院评估单 2.入院介绍:环境、科室主任、护士长、主管医生、责任护士,告知住院规章制度及病区设施的使用 3.卫生处置:更换病号服,修剪指(趾)甲,剃胡须 4. 指导高蛋白、高热量、富营养、易消化的清淡饮食	1.手术方式 2.摘除身上所有饰品及义齿 3.备皮和身体清洁,保暖,防止着凉 4.高蛋白、高热量、富营养、易消化的清淡饮食,告知凌晨12点后禁食水 5.卧床时抬高床头15°~30°,以利于颅内静脉回流,降低颅内压,避免咳嗽、用力排便、情绪激动	1.告知家属手术室,并说明等候区位置及术后恢复室 2.指导深呼吸 3.去枕平卧位6小时,禁食水6小时,呕吐时头偏向一侧,防止误吸,口渴时应做好解释并用棉签蘸水湿润唇舌,术后6小时后无呕吐者可少量进流食
监测与评估	1.头痛,多饮、多尿,身高体重异常 2.神经功能评估,是否视力、视野障碍 3.是否精神异常,步态不稳	常规测量 T、P、R、BP	1.T、P、R、BP 及 SPO_2 2.意识状态及瞳孔观察 3.伤口敷料有无渗血,引流管是否通畅,颜色、性质及量等 4.尿量 5.疼痛
检验	1.血液监测:血常规、血型、生化全项、肝炎六项、性病两项、凝血功能,内分泌功能		

（待续）

（续表）

项目	第1天	第2天 （术前1天）	第3天 （手术当天）
检验	2.头颅X线片可显示特征性鞍区钙化影，蝶鞍可扩大或破坏 3.头部CT及MRI:显示鞍上有特征性散在结节钙化 4.心电图、胸片 5.视力、视野眼底检查	交叉配血	术后6小时后复查CT
药物	1.20%甘露醇注射液 2.激素类药物口服	1.20%甘露醇注射液 2.抗生素皮试	1.20%甘露醇注射液 2.抗生素 3.极化液补充 4.营养神经类 5.左甲状腺素钠片
活动	自主活动	自主活动	卧床休息
护理问题	1.头痛 2.知识缺乏 3.焦虑	恐惧	1.疼痛 2.体温过高 3.颅内出血
护理指导	1.指导深呼吸,分散注意力缓解头痛,必要时遵医嘱给予止痛片 2.告知疾病相关知识及注意事项	耐心细致与患者沟通,鼓励安慰患者战胜疾病,使患者安心接受手术,家属积极配合做好充分准备	1.嘱患者深呼吸放松术减轻疼痛,必要时可遵医嘱给予止痛剂 2.观察体温变化,体温过高时给予物理降温（冰敷、温水擦浴）,必要时遵医嘱给予降温药物 3.引流管妥善放置,伤口敷料如出现渗血、脱落等情况及时处理
备注			

（待续）

项目	第4~8天（术后第2~5天）	第9天（术后第6天）	第10天出院
宣教	1.饮食告知：清淡流食或软食，高蛋白，高维生素饮食，少量多餐，避免辛辣刺激等食物 2.体位指导：卧位或者半坐卧位 3.妥善固定管道，保持会阴部清洁，教导使用床上便盆 4.保持床单位清洁，说明每两小时翻身的重要性	1.饮食告知：清淡流食或软食，高蛋白，高维生素饮食，少量多餐，避免辛辣刺激性食物 2.体位指导：卧位或者半坐卧位	1.向患者及家属告知出院通知书内容 2.讲解办理出院的流程 3.讲解出院带药的用法用量及注意事项
监测与评估	1.电解质、尿量 2.伤口敷料有无渗血、渗液 3.疼痛 4.生命体征监测	1.电解质、尿量 2.伤口愈合情况 3.疼痛	1.伤口愈合 2.心理活动
检验	血液检查：电解质、血常规	1.血液检查：放免垂体性激素七项、放免甲供五项、电解质 2.头颅CT复查	
药物	1.20%甘露醇注射液 2.抗生素 3.极化液补充 4.营养神经类 5.左甲状腺素钠片	左甲状腺素钠片	左甲状腺素钠片
活动	卧床休息	下床活动	下床活动
护理问题	1.脑水肿 2.疼痛 3.生活自理能力缺陷 4.体温过高 5.尿崩症 6.低钠血症或高钠血症	1.尿崩症 2.低钠血症或高钠血症	

（待续）

（续表）

项目	第4~8天 （术后第2~5天）	第9天 （术后第6天）	第10天出院
护理 指导	1.指导深呼吸分散注意力缓解头痛，必要时遵医嘱给予止痛片 2.注意观察皮肤弹性，食欲、尿量，准确记录24小时出入量，当连续2小时尿量＞300mL/h（儿童＞150mL/h）、尿密度＜1.005应及时通知医生遵医嘱用药控制尿量 3.观察术区敷料情况 4.观察体温变化，体温过高时给予物理降温（冰敷、温水擦浴），必要时遵医嘱给予降温药物 5.家属生活上给予帮助指导	1.准确记录24小时出入量，当连续2小时尿量＞300mL/h（儿童＞150mL/h）、尿密度＜1.005应及时通知医生遵医嘱用药控制尿量 2.观察术区伤口愈合情况 3.根据血液检查注重饮食调节	1.沟通交流时加强心理开导，鼓励患者积极主动通过锻炼或药物治疗能改善、提高生活质量，增加信心 2.如有发热、异常疼痛及其他不适须立即返院检查 3.活动时间及注意事项 4.复查时间
备注			

第十节 胶质瘤护理流程

项目	第1天	第2天 (术前1天)	第3天 (手术当天)
宣教	1.填写入院评估单 2.入院介绍:环境、科室主任、护士长、主管医生、责任护士,告知住院规章制度及病区设施的使用 3.卫生处置:更换病号服,修剪指(趾)甲,剃胡须 4.指导高蛋白、高热量、富营养、易消化的清淡饮食 5.体位指导:无颅内压增高患者可取自由体位,颅内压增高患者须绝对卧床休息,卧床时抬高床头15°~30°以利于静脉回流	1.手术方式 2.摘除身上所有饰品及义齿 3.备皮和身体清洁,保暖,防止着凉 4.高蛋白、高热量、富营养、易消化的清淡饮食,告知凌晨12点后禁食水 5.指导患者深呼吸训练 6.训练床上大小便,避免术后因不习惯在床上排便而引起便秘、尿潴留	1.告知家属手术室,并说明等候区位置及术后恢复室 2.指导有效深呼吸 3.去枕平卧位6小时,禁食水6小时,呕吐时头偏向一侧,防止误吸,口渴时应做好解释并用棉签蘸水湿润唇舌,6小时后无呕吐者可少量进流食 4.术后去枕平卧6小时,清醒后血压平稳者,抬高床头15°~30°以利于颅内静脉回流,较大脑膜瘤切除后,局部留有较大腔隙,应禁患者卧位,以防脑组织移位及脑水肿发生
监测与评估	1.是否头痛、呕吐、视力减退等症状 2.癫痫发作症状 3.共济失调表现为身体平衡障碍 4.是否性格改变、精神异常多为进行性颅内压增高和脑实质受肿瘤的压迫所致	常规测量 T、P、R、BP	1.T、P、R、BP 及 SPO$_2$ 2.意识状态及瞳孔观察。 3.术区引流管及伤口敷料有无渗血、引流管是否通畅,颜色、性质及量等 4.疼痛

(待续)

(续表)

项目	第1天	第2天 (术前1天)	第3天 (手术当天)
检验	1.血液监测:血常规、血型、生化全项、肝炎六项、性病两项、凝血功能 2.腰椎穿刺压力大多增高 3.头部CT及MRI:显示肿瘤部位性质、大小及周围组织的关系 4.心电图、胸片 5.视力、视野眼底检查 6.脑电图的检查	交叉配血	术后6小时后复查CT
药物	1.如有颅内压增高表现给予20%甘露醇注射液	1.20%甘露醇注射液 2.抗生素皮试	1.20%甘露醇注射液 2.抗生素 3.极化液补充
活动	自主活动	自主活动	卧床休息
护理问题	1.头痛 2.认知缺乏 3.焦虑	恐惧	1.疼痛 2.体温过高 3.颅内出血
护理指导	1.指导深呼吸分散注意力缓解头痛,必要时遵医嘱给予止痛片	耐心细致与患者沟通,鼓励安慰患者战胜疾病,使患者安心接受手术,家属积极配合做好充分准备	1.嘱患者深呼吸放松术减轻疼痛,必要时可遵医嘱给予止痛剂 2.观察体温变化,体温过高时给予物理降温(冰敷、温水擦浴),必要时遵医嘱给予降温药物 3.引流管妥善放置,伤口敷料如出现渗血、脱落等情况及时处理

(待续)

（续表）

项目	第1天	第2天 （术前1天）	第3天 （手术当天）
护理指导	2.加强与患者及家属的交流，详细做好疾病的相关知识讲解，使患者、家属积极配合		4.术后48小时内特别注意患者意识、瞳孔生命体征，如患者出现瞳孔不等大，偏瘫或颅内压显著增高表现，应立即报告医生，行脱水治疗及CT复查，及时发现颅内出血，及早手术
备注			

项目	第4天（术后1天）	第5~10天 （术后第2~7天）	第11天 出院
宣教	1.饮食告知：清淡流食，高蛋白、高维生素饮食，少量多餐，避免产气、辛辣刺激性食物 2.体位指导：床头抬高15°~30°，利于静脉回流 3.安置固定各管道，必要时予以约束肢体，告知其作用，消除患者顾虑 4.保持会阴部清洁，教导使用床上便盆 5.指导有效深呼吸、咳嗽，定时翻身、叩背，说明每两小时翻身的重要性，保持床单位清洁	1.饮食告知：清淡流食或软食，高蛋白、高维生素饮食，少量多餐，避免辛辣刺激等食物 2.体位指导：卧位或者半坐卧位 3.导尿管定期夹闭，锻炼膀胱功能 4.雾化吸入时，指导患者有效深呼吸	1.向患者及家属告知出院通知书内容 2.讲解办理出院的流程 3.讲解出院带药的用法用量及注意事项

（待续）

（续表）

项目	第4天（术后1天）	第5~10天 （术后第2~7天）	第11天出院
监测与评估	1.T、P、R、BP 及 SPO$_2$ 2.意识状态及瞳孔观察 3.术区引流液颜色、量、性质及伤口敷料有无渗血、渗液 4.疼痛 5.神经功能评估	1.生命体征、意识状态及瞳孔的观察 2.引流管是否固定、通畅，引流液颜色、量、性质 3.神经功能评估	1.伤口愈合情况 2.肢体功能评估
检验		1.血液检查:血常规、电解质 2.头颅CT复查	
药物	1.20%甘露醇注射液 2.抗生素 3.极化液补充 4.抗癫痫药物 5.激素类药物	1.20%甘露醇注射液 2.抗生素 3.极化液补充 4.抗癫痫药物 5.激素类药物	抗癫痫药物
活动	卧床休息	卧床休息	自主活动
护理问题	1.疼痛 2.体温过高 3.颅内出血 4.感染危险	1.疼痛 2.体温过高 3.脑水肿 4.潜在并发症:感染、癫痫、颅内出血	1.焦虑 2.自理缺陷
护理指导	1.家属协助完成生活护理，指导深呼吸分散注意力缓解头痛，必要时遵医嘱给予止痛药,禁用吗啡类药物 2.观察术区引流管颜色、性质及量,术区敷料有无渗血、渗液情况	1.观察头痛部位、性质，指导深呼吸,听轻音乐分散注意力缓解头痛,必要时遵医嘱给予止痛药,禁用吗啡类药物 2.观察体温变化,体温过高时给予物理降温(冰敷、温水擦浴),必要时遵医嘱给予降温药物	1.沟通交流时加强心理开导，鼓励患者积极主动通过锻炼或药物治疗能改善、提高生活质量，增加信心

（待续）

（续表）

项目	第4天(术后1天)	第5~10天（术后第2~7天）	第11天出院
护理指导	3.观察体温变化,体温过高时给予物理降温（冰敷、温水擦浴），必要时遵医嘱给予降温药物 4.特别注意患者意识、瞳孔、生命体征,如患者出现瞳孔不等大,偏瘫或颅内压显著增高表现,应立即报告医生,行脱水治疗及CT复查，及时发现颅内出血,及早手术	3.特别注意患者意识、瞳孔、生命体征，如患者出现瞳孔不等大,偏瘫或头痛、喷射状呕吐，严重阵发性黑矇,视力障碍时,必须尽快采取降低颅内压的措施 4.有癫痫发作史的患者服药不可中断，发作时四肢关节处给予保护,以防脱臼、骨折,拉好床档,防坠床 5.头部创腔引流管,引流袋内口应低于引流管出口位置,以免逆行感染,防止扭曲、脱出,引流管一般术后第3天即拔管,以免引起感染	2.如原有症状加重,头痛、头昏、恶心、呕吐、抽搐、不明原因持续高热、肢体麻木、乏力,手术部位发红、积液、渗液等及时就诊 3.癫痫患者不宜过饱,不宜单独外出、登高、游泳、驾驶车辆及高空作业,随身带有疾病卡（注明姓名、诊断），坚持服抗癫痫药两年以上 4.复查时间
备注			

第十一节 急性闭合性硬膜外血肿护理流程

项目	第1天	第2天 （手术当日）	第3天 （术后第1天）
宣教	1.测量生命体征,填写入院评估单 2.入院介绍:环境、制度、主任、护士长、主管医师、责任护士。贵重物品妥善保管,告知住院规章制度,介绍病房设施及其使用方法 3.卫生处置:更换病员服、修剪指(趾)甲、洗澡 4.饮食:意识障碍患者48小时禁食水	1.向患者或家属介绍目前的病情进展、治疗措施、手术的必要性及可能出现的问题 2.饮食:禁食水 3.体位:全麻术后取去枕平卧位	1.向患者及家属讲解手术过程,减轻其焦虑 2.饮食:高热量、高蛋白、高维生素、高纤维素、易消化的流食 3.抬高床头15°~30°,利于静脉回流,降低颅内压 4.保持室内空气的清新,尽量减少探视人员
监测与评估	1.T、P、R、BP生命体征及神志的改变。硬膜外血肿具有典型的昏迷—清醒—昏迷的过程(中间清醒期) 2.瞳孔:出现小脑幕切迹疝时,患侧瞳孔散大 3.有无颅内压增高的症状:剧烈头痛、反复呕吐、烦躁不安、血压升高、脉压差增大、脉搏及呼吸缓慢 4.有无诱发脑疝的因素:呼吸道梗阻、尿潴留、便秘、剧烈咳嗽	1.T、P、R、BP生命体征及神志、瞳孔及对光反射的改变 2.观察引流管是否通畅,引流液的颜色、性质及引流量 3.观察术区敷料包扎情况,是否有渗出	1.T、P、R、BP生命体征及神志、瞳孔及对光反射的改变 2.观察引流管是否通畅,引流液的颜色、性质及引流量 3.观察术区敷料包扎情况,是否有渗出 4.尿管是否固定通畅,尿液清亮色淡黄

（待续）

（续表）

项目	第1天	第2天 （手术当日）	第3天 （术后第1天）
检验	1.CT表现为颅骨内板下双凸形高密度区,边界锐利 2.血液检验:血常规、生化全项、凝血功能、肝炎六项、性病两项 3.心电图、胸片		头颅CT平扫检查
药物	幕上血肿<10mL,采取脱水、激素、止血及活血化瘀药物(丹参、川芎等)治疗	抗生素、激素、止血及活血化瘀药物(丹参、川芎等)治疗	抗生素、激素、止血及活血化瘀药物(丹参、川芎等)治疗
活动	卧床休息	卧床休息	卧床休息
护理问题	1.潜在脑疝的危险 2.恐惧 3.潜在并发症:癫痫	1.引流异常 2.感染的危险 3.疼痛	1.引流异常 2.感染的危险 3.疼痛
护理指导	1.一侧瞳孔散大,对光反射消失,对侧偏瘫及病理征阳性时常提示小脑幕切迹疝存在 2.突然出现呼吸节律改变,呼吸缓慢甚至停止提示枕骨大孔疝 3.一旦发生脑疝应立即给予20%甘露醇250mL静脉快速滴入	1.给予保护皮肤,两小时翻身 2.如患者出现疼痛难以耐受,可给予止痛药 3.保持吸氧管、尿管、引流管等管路固定通畅	1.保持引流管固定、通畅 2.引流液多呈棕褐色陈血及碎血块,后期引流液减少 3.引流袋低于创腔30cm,以较快引流出创腔液体 4.会阴护理,间断夹闭尿管,训练膀胱充盈功能
备注			

（待续）

项目	第4~6天	第7-9天	第10天(出院)
宣教	1.饮食:高热量、高蛋白、高维生素、高纤维素、易消化的半流食 2.抬高床头15°~30°,利于静脉回流,降低颅内压 3.讲解间断夹闭尿管的必要性,为拔尿管做充足准备 4.说明每两小时翻身的重要性 5.避免压、折引流管	1.如拔除引流管后出现头痛、呕吐等症状,及时告知护士 2.饮食:高热量、高蛋白、高维生素、高纤维素、易消化的普食 3.体位:抬高床头15°~30°,利于静脉回流,降低颅内压	1.饮食:高热量、高蛋白、高维生素、高纤维素、易消化的普食 2.抬高床头15°~30°,利于静脉回流,降低颅内压
监测与评估	1.T、P、R、BP 生命体征及神志、瞳孔及对光反射的改变 2.观察头部伤口敷料是否清洁,伤口有无红肿及分泌物 3.观察引流管内引流液的量,是否符合拔管标准	1.T、P、R、BP 生命体征及神志、瞳孔及对光反射的改变 2.拔管48小时内注意观察患者有无颅内压增高表现 3.观察术区敷料包扎情况,是否有渗出	1.T、P、R、BP 生命体征及神志、瞳孔及对光反射的改变 2.伤口愈合好,给予拆线
检验			
药物	幕上血肿<10mL,采取脱水、激素、止血及活血化瘀药物(丹参、川芎等)治疗	抗生素、激素、止血及活血化瘀药物(丹参、川芎等)治疗	活血化瘀药物(丹参、川芎等)治疗
活动	床上活动	床边活动	下床活动
护理问题	1.潜在脑疝的危险 2.恐惧 3.潜在并发症:癫痫	1.感染的危险 2.疼痛	

(待续)

137

(续表)

项目	第4~6天	第7~9天	第10天(出院)
护理指导	1.心理护理:告知患者目前的状况,并以亲切和蔼的态度进行解释和安慰。让患者及家属参与护理计划的制订,调动其积极性。对机体的代偿功能和可逆性多做解释,给患者鼓励和支持,帮助患者树立信心 2.协助患者翻身,指导患者防拔管 3.给予患者拔除尿管,观察患者尿量及尿液颜色、性质	1.指导并协助患者渐进性下床活动 2.保持伤口干燥	1.加强营养,增强抵抗力 2.避免搔抓伤口。可用75%乙醇或络合碘消毒伤口及周围皮肤,待伤口愈合好后方可洗头 3.可暂时戴帽、戴假发参加社会活动 4.如伤口出现红肿、渗液、不明原因发热,随时就诊
备注			

第十二节 脑积水护理流程

项目	第1天	第2天 (手术当天)	第3天 (术后第1天)
宣教	1.测量生命体征,填写入院评估单 2.入院介绍:环境、制度、主任、护士长、主管医师、责任护士。贵重物品妥善保管,告知住院规章制度,介绍病房设施及其使用方法 3.卫生处置:更换病员服、修剪指(趾)甲、洗澡 4.饮食:流质或半流饮食,指导少量多餐,避免小儿进食时哭闹,防止呕吐误吸 5.予半坐位或坐位,减轻头痛。呕吐患者,侧卧位或平卧位头偏向一侧	1.指导患者深且长的呼吸,帮助放松紧张情绪 2.告知手术室位置及术后暂住手术恢复室 3.告知家属可在手术室外等候区等待患者术毕 4.移除全身饰物及义齿等 5.术后禁食、水 6.全麻术后去枕平卧位6小时 7.讲解术中导尿的必要性及尿管刺激造成的不适感,放松、多饮水可缓解	1.向患者及家属讲解手术过程,减轻其焦虑 2.询问患者术后的主观感受,指导患者不可抓挠伤口 3.肛门排气后方可进食流质饮食。早起不可进食产气食物,如牛奶。避免腹胀 4.保持室内空气的清新,尽量减少探视人员 5.讲解间断夹闭尿管的必要性,为拔尿管做充足准备
监测与评估	1.是否出现头痛、呕吐 2.询问患者头痛部位、特点 3.T、P、R、BP生命体征及神志、瞳孔、对光反射	1.T、P、R、BP生命体征及神志、瞳孔、对光反射 2.伤口渗血情况 3.疼痛评估,是否需要止痛药	1.遵医嘱定时观察意识、瞳孔及生命体征 2.当患者出现头痛、呕吐时,观察并记录呕吐的特点、时间、呕吐物的性质、颜色及量

(待续)

（续表）

项目	第1天	第2天 （手术当天）	第3天 （术后第1天）
检验	1.MRI检查结果显示脑室扩大。辅助诊断病因,先天性或肿瘤引起的 2.血液检验:血常规、生化全项、凝血功能、肝炎六项、性病两项 3.心电图、胸片		头颅CT检查
药物	1.甘露醇注射液根据体重1~2g/kg 2.呕吐患者必要时给予止吐药	1.甘露醇注射液根据体重1~2g/kg 2.呕吐患者必要时给予止吐药	1.抗生素治疗 2.呕吐患者必要时给予止吐药
活动	可下床活动,严重者卧床休息	卧床休息	卧床休息,抬高床头20°~30°,利于脑脊液引流,减轻疼痛
护理问题	1.有外伤的危险 2.疼痛 3.潜在并发症:颅内压增高	1.疼痛 2.感染 3.潜在并发症:颅内压增高	1.疼痛 2.感染 3.焦虑
护理指导	1.耐心倾听患者的主诉,向患者解释头痛、呕吐的原因 2.详细解释诊断、检查、治疗的过程,使患者配合治疗护理 3.检查腹部皮肤有无感染,术前1日备皮	1.应用止痛药或止疼泵,缓解头痛 2.保持术区伤口干燥、避免受压 3.遵医嘱按时、按量给予脱水剂,并观察用药后效果	1.遵医嘱按时、按量给予脱水剂,并观察用药后效果 2.及时清理呕吐物,必要时更换床单及病服 3.呕吐时,指导患者不要过分紧张,防止呕吐物误吸
备注			

（待续）

项目	第4~6天	第7天(出院)
宣教	1.说明每两小时翻身的重要性 2.注意保暖,避免感冒 3.如咳嗽、排便时,避免用力,并用手轻压腹部伤口,避免用力不当,造成伤口出血	1.向患者及家属告知出院通知书内容 2.讲解办理出院的流程及路径 3.讲解出院带药的用法用量及注意事项
监测与评估	1.遵医嘱定时观察意识、瞳孔及生命体征 2.观察头部及腹部伤口敷料是否清洁,伤口有无红肿及分泌物 3.疼痛评估,是否需要止痛药	1.遵医嘱定时观察意识、瞳孔及生命体征 2.观察头部及腹部伤口愈合情况
检验		
药物	1.抗生素治疗	
活动	床上活动到床边活动的过渡	床下活动
护理问题	1.疼痛 2.感染	
护理指导	1.拔出尿管后,指导患者床上使用简易便器 2.指导患者每两小时翻身,并协助维持舒适体位 3.指导患者由卧位改为坐位,并逐渐过渡到安全下床	出院指导: 1.如体温正常,未出现不适反应,5日后回医院拆线 2.鼓励患者保持乐观的情绪,症状缓解后从事力所能及的工作 3.出现发烧、疼痛、呕吐、胃肠道反应及胸腔积液、腹腔积液等脏器穿孔征象,立即就诊 4.指导患者或家属伤口的护理
备注		

第十三节　视网膜母细胞瘤护理流程

项目	第1天	第2天 （手术当日）	第3天 （出院）
宣教	1.测量生命体征,填写入院评估单 2.入院介绍:环境、制度、主任、护士长、主管医师、责任护士。贵重物品妥善保管,告知住院规章制度,介绍病房设施及其使用方法 3.卫生处置:更换病员服、修剪指(趾)甲、洗澡 4.饮食:意识障碍患者48小时禁食水	1.向患儿家属介绍目前的病情进展、治疗措施、手术的必要性及可能出现的问题 2.饮食:禁食水 3.体位:全麻术后取去枕平卧位。卧床休息24小时,股动脉穿刺侧肢体制动12小时,加压包扎6小时	1.讲解约束带约束的必要性 2.饮食:高热量、高蛋白、高维生素、高纤维素、易消化的流食 3.体位:卧床休息24小时,股动脉穿刺侧肢体制动12小时 4.出院指导
监测与评估	1.测量 T、P、R、BP 生命体征 2.评估患儿无介入治疗禁忌证	1.术中、术后监测 T、P、R、BP 生命体征 2.观察患儿有无恶心、呕吐现象	1.术中、术后监测 T、P、R、BP 生命体征 2.观察患儿是否发生眼睑水肿、眼睑下垂、眼球运动障碍及眼底出血
检验	1.心电图、胸片 2.血液化验:血常规、生化全项、凝血功能、肝、肾功能、性病两项、神经元特异性烯醇		血液化验:血常规、生化全项

（待续）

（续表）

项目	第1天	第2天 （手术当日）	第3天 （出院）
药物		术前:2岁患儿可补充葡萄糖氯化钠注射液100~250mL 术中:美法仑每次6~8 mg/眼 术后:必要时昂丹司琼注射液4mg滴入。应用抗炎药物	妥布霉素滴眼液，每天3次，每次1滴
活动	日常活动,注意安全。	日常活动,注意安全	卧床休息,局部制动
护理问题	1.缺乏疾病相关知识 2.焦虑 3.恐惧	1.体液不足 2.恐惧 3.发生压疮的危险	1.水肿:眼睑肿胀 2.眼睑下垂 3.发生压疮的危险
护理指导	1.术前禁食水6小时 2.与患儿家属进行充分良好沟通,讲解疾病相关知识、护理方法、手术流程等 3.核查患儿检查结果，排除手术禁忌证	1.手术前在病室给患儿建立静脉通路 2.持续心电监护及低流量吸氧 3.术中将铅衣遮挡患儿性腺及甲状腺 4.必要时用约束带约束患儿四肢 5.患儿眼部涂抹红霉素眼膏并用无菌纱布覆盖 6.按摩患儿局部受压部位,避免压疮及压迫损伤的发生	1.如眼部肿胀,用温毛巾湿热敷 15~20min,5~6 次/天,直至消退 2.药物毒性作用导致的眼睑下垂,让患儿锻炼多次长时间睁大双眼的措施 3.患儿年龄小,依从性差,患儿家属可采取讲故事、唱歌等分散患儿注意力的方法 4.按摩患儿局部受压部位,避免压疮及压迫损伤的发生
备注			